GESPRÄCHE AM KRANKENBETT

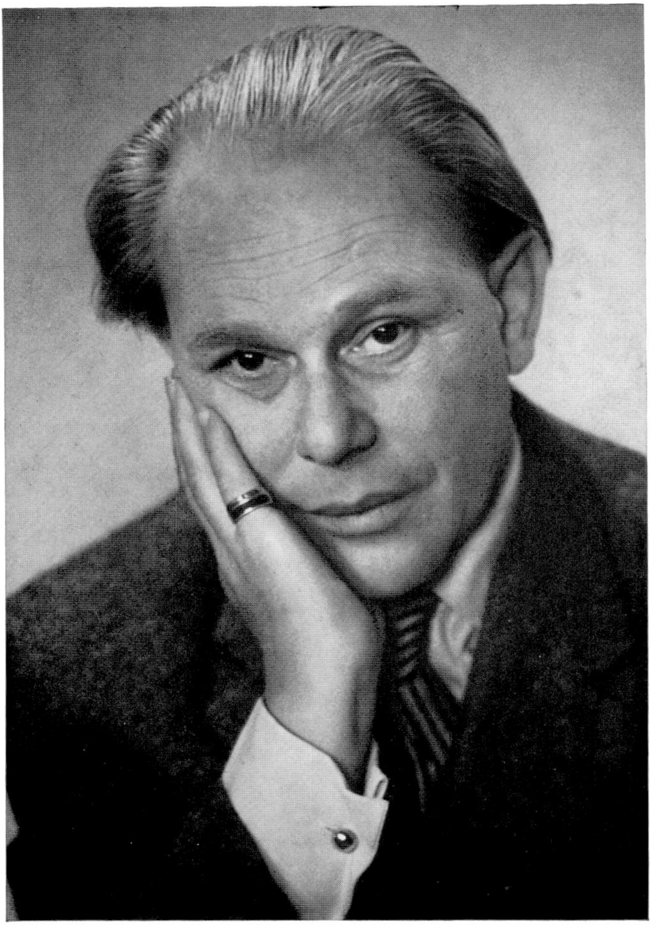

Wladimir Lindenberg

GESPRÄCHE
AM KRANKENBETT

von

Wladimir Lindenberg

Dr. med., Chefarzt der Hirnverletztenabteilung
im Evangelischen Waldkrankenhaus
Berlin-Spandau

ERNST REINHARDT VERLAG MÜNCHEN/BASEL

Druck von Gebr. Parcus KG., München

Printed in Germany

INHALT

GESPRÄCHE AM KRANKENBETT

„Habent sua fata libelli.“ Auch die Bücher haben ihre Schicksale, sagt der von allen vergessene römische Dichter Terentianus Maurus, von dem nichts anderes übriggeblieben ist als dieser Ausspruch – wobei jedoch behauptet wird, daß er gar nicht von ihm stamme. Ich möchte Ihnen zu Beginn der „Gespräche am Krankenbett“ die Entstehungsgeschichte dieses Büchleins erzählen.

Ich hatte gerade nach einjähriger Arbeit, neben Praxis, Klinik und Vorlesungen, mein Buch „Mysterium der Begegnung“ fertiggeschrieben und es an meinen Verleger und Freund Herrn Jungck abgesandt. Nun bereitete ich mich auf ein neues Thema vor: „Ein Arzt erlebt Yoga“; ich wollte darin meine Erfahrungen mit der indischen Methode der Persönlichkeitsentfaltung darlegen.

Da rief mich der Leiter des kirchlichen Rundfunks im SFB, Herr Seehaus, an und fragte, ob ich an einigen Sendungen: „Besuch am Krankenbett“ teilnehmen wollte. Das sind wunderbare Sendungen jeden zweiten Sonnabendnachmittag, von schöner und weihevoller Musik umrahmt, die dem Kranken im Krankenhaus, im Spital und in der häuslichen Krankenstube dienen, ihm Trost, Besinnung und Mut zusprechen und ihn vielleicht anregen, in der Untätigkeit, die ihm die Krankheit zwangsweise auferlegt, über sich selbst, über seine Beziehungen zu den Menschen, über die Welt und über Gott nachzudenken.

Leicht stöhnend willigte ich ein – weil ich darin eine schöne Aufgabe sah. Man verweilt als Chefarzt am Krankenbett, um so viele diagnostische und therapeutische Fragen zu besprechen, um den Kranken nach seinem

Befinden und nach den Schicksalsdingen zu fragen, aber es kommt selten zu einem ausgiebigeren Gespräch. Es sind auch immer andere Bettnachbarn dabei, die Assistenten und Schwestern und Pfleger, so daß eine intime, die Seele berührende Unterhaltung gar nicht recht aufkommen kann.

Wenn der Patient den Wunsch hat, ein persönliches Gespräch zu führen, kommt er in das Arztzimmer. Aber dort spricht er fast immer allein, spricht ausführlich aus, wo der Schuh ihn drückt. Und sofern in dieser Aussprache ihm die Antworten nicht selbst aus der eigenen Seele zufließen, berät man ihn, tröstet ihn, verspricht, soweit es von einem abhängt, zu helfen, zu vermitteln. Der Arzt selbst kommt nie zu einer längeren Aussage.

So bietet sich hier, in einem Rundfunkgespräch, das nicht nur die Kranken – das vielleicht die Kranken am wenigsten hören – die Möglichkeit auszusprechen, was jeden Kranken angeht: ihn aufzuklären, ihn anzuregen über sich selbst nachzudenken.

Aber der Arzt hat auch die Gelegenheit, hier einiges auszusprechen, was er selbst auf dem Herzen hat, was der Patient schlecht oder falsch sieht. Auch ist es so wichtig – was nie ausgesprochen wird – dem Patienten zu sagen, daß er einer unter Vielen ist und nicht der Einzige, daß auch an ihn die Forderung gestellt ist, an dem Prozeß der Behandlung und noch mehr der Genesung mitzuarbeiten; nicht indem er unentwegt an der Behandlung und an den Medikamenten Kritik übt, sondern indem er von innen her die Bereitschaft zur Heilung entwickelt.

Da die Behandlung im wesentlichen auf gegenseitigem Vertrauen beruht, ist es so wichtig, daß zwischen dem Kranken und dem Arzt, den Schwestern und Pflegern ein freundliches, gelöstes, aufrichtiges Verhältnis besteht, denn das sind für eine kurze oder lange Zeit seine nächsten Hausgenossen!

Aus meiner langjährigen Erfahrung möchte ich dem Kranken sagen, daß der Standpunkt, die Krankheit und der Aufenthalt im Krankenhaus oder im Krankenbett zuhause sei eine vertane Zeit, verhängnisvoll ist. Der Kranke beschneidet damit seine eigene Lebenszeit.

Manchmal ist diese Zeit sogar die allerwichtigste. Denn manch einer wird von einem todbringenden Geschwür, einer Entzündung oder Geschwulst befreit und damit wieder lebensfähig. Eine andere geht dort hin, um ein Kind, ein neues Lebewesen zur Welt zu bringen, und ein dritter, um sein Leben zu beschließen. Und nichts von alledem ist vertan, weder die Geburt, noch die Genesung, noch der Tod! Sie sind die wichtigsten Faktoren unseres Daseins.

Nun habe ich meinem Verleger, wiederum stöhnend, von dieser schönen, aber meine ohnehin beschränkte Zeit belastenden Aufgabe geschrieben. Und da kam eine Antwort, die mich zunächst zu Boden streckte. Er bat mich, ein Buch darüber zu schreiben. Er legte mir überzeugend dar, wievielen Kranken, vielleicht sogar Ärzten und Schwestern und Angehörigen von Kranken ein solches Büchlein von Nutzen sein könnte. Und er war in seinem Brief so beredt, daß ich mich überzeugen ließ. Zuerst mit innerem Widerstreben, dann aber mit immer wachsender Anteilnahme begab ich mich in den wenigen freien Stunden, die einem Arzt die Praxis und Klinik lassen, an die Arbeit.

Es ist kein bestimmter Patient oder Patientin, zu dem ich spreche, auch über keine bestimmte Krankheit oder Gebrechen, noch für ein bestimmtes Alter. In die Gedanken flossen einfach die Gespräche ein, wie sie in einer langen Begegnung mit kranken und hilfesuchenden Menschen erwachsen, und so versuchte ich sie zu gestalten. Ich habe mit Absicht so wenig als möglich über einzelne Krankheiten gesprochen; das ist Sache der behandelnden Ärzte, und da soll man sich nicht hineinmischen.

Ich nahm zum Thema gerade die Dinge, die aus Scheu oder Hemmung oder Zurückhaltung selten am Krankenbett besprochen werden, die aber oft einer Erörterung bedürfen, die die Luft reinigen und die in dem Patienten eine zur Heilung treibende Krisis bewirken.

Man möge mir ob mancher strenger und mahnender Worte nicht böse sein; wen es nicht trifft, den gehen sie nicht an. Wen es aber trifft, der möge sie sich zu Herzen nehmen.

Noch ein Wort zum Lesen selbst. Eine Patientin aus einem östlichen Land bat ihren Doktor: „Machen Sie doch, Herr Doktor, die Rezepte nicht immer so groß, ich kann sie kaum noch herunterbekommen!“ Sie schluckte sie nämlich.

Auch dieses kleine Buch, wenn es auch nur so wenig umfangreich ist, ist unverdaulich! Ich habe es extra so klein und kurz wie möglich gehalten, obwohl ich gerne noch viel mehr gesagt hätte. Ich habe auch viele Absätze gemacht, damit viel Zwischenraum zum Nachdenken zwischen den Zeilen bleibt. Auch die Kapitel sind meist nicht länger als 10 Seiten, allein das Kapitel über die Generalrevision ist etwas länger; aber Sie wissen, der Hausputz beansprucht immer besonders viel Zeit und Anstrengung. Es ist auch eine rechte Kapuzinerpredigt geworden!

Damit es für Sie verdaulich wird, sollten Sie nicht mehr als ein Kapitel am Tag lesen; dann aber über das Gelesene nachdenken und es auf sich wirken lassen. Was Ihnen daran nicht behagt, wird Ihnen fremd sein, das lassen Sie weg. Sollten Sie kürzer als 15 Tage im Krankenhaus oder zuhause im Bett liegen, so wird es Ihnen keinesfalls schaden, wenn Sie das Büchlein nachhause nehmen und es als Genesender oder gar Gesunder zuende lesen.

Ärgern Sie sich nicht über manche strengen Worte! Auch der Arzt muß sich einmal freireden, nicht weil er von dem Patienten geärgert wird, aber weil in der Welt so viel Verbohrtheit, Uneinsichtigkeit, Aberglaube, vorgefaßte Meinungen und schlechte Gewohnheiten herrschen, die auch dem Menschen, wenn er eine kurze Weile seines Lebens den Beruf wechselt und Patient wird, anhaften.

Das ist nun der Anfang des Schicksals meines Büchleins. Wie fast immer üblich, habe ich ausgerechnet die Einleitung am Schluß geschrieben. So absonderlich geht es in unserer Welt zu. Es ergeht dem Buch nun wie unseren Kindern: es wurde gezeugt, dann geht es zum Verleger, zum Lektor, zum Drucker, zum Buchbinder, zum Großhandel, zum Buchhändler und schließlich ganz zuletzt dahin, wohin es vor allem kommen sollte, zu Ihnen. Niemand weiß, welche Aufnahme es bei Ihnen finden wird. Möge es Ihnen für die Zeit des Krankenlagers ein guter Freund werden!

BARBARATAG

Sie hatten gestern abend nach längerer Zeit wieder Fieber gehabt. Wir dachten schon an ein neues Aufflackern des fast verheilten Prozesses; aber dann sagte mir die Schwester, daß Sie sich gestern geärgert hätten.

Ich habe inzwischen den Anlaß des Ärgers erfahren, er ist, wie es immer zu sein pflegt, nichtig. Gestern war Besuchstag. Die Bekannten und Verwandten brachten schöne Blumen, Ihre Nachbarin hatte rosa Nelken am Bett stehen.

Ihr Töchterchen brachte Ihnen aber von Ihrer alten fünfundachzigjährigen pommerschen Großmutter zwei kahle Zweige. Und dann haben Sie vor Enttäuschung und aus dem Gefühl heraus, verspottet worden zu sein, geweint; Sie haben an einen derben Scherz geglaubt, etwa an die Rute des Knechtes Ruprecht. Ihre Nachbarin schaute dieses Astgebilde auch etwas fassungslos an, und das steigerte Ihren Kummer. Sie schämten sich einer so merkwürdigen Großmutter.

Ich wette, Sie haben in Ihrem Ärger die kahlen Äste, die noch immer auf Ihrem Tischchen stehen, gar nicht angesehen. Wenn Sie genau hinschauen, werden Sie merken, daß sie gar nicht so kahl und garstig sind. Da sind in Abständen kleine Vorwölbungen, die wie barocke Turmhäubchen aussehen. Wenn Sie näher hinschauen, erkennen Sie, daß es Knospen sind, in denen die künftige Blüte und die Blätter fein säuberlich zusammengefaltet und vor dem Frost geschützt sich verbergen.

Ihre Großmutter ist nämlich gar nicht so hartherzig oder spöttisch, wie Sie glaubten; sie ist eine weise Frau, die noch etwas von der Hintergründigkeit des Daseins und von den Geheimnissen Gottes in Seiner Natur weiß, was weder Sie noch ihre Bettnachbarin mehr ahnen. Was sie Ihnen mit diesen kahlen Zweigen sagen wollte, war etwas sehr Schönes und Tröstliches und viel kostbarer, als es gekaufte teuere Nelken sein können.

Vorgestern nämlich war der 4. Dezember, der Barbaratag, ein Tag, an dem auf der ganzen nördlichen Halbkugel unserer Erde die Menschen sich Zweige von Obstbäumen und von Frühlingsziersträuchern abschneiden und in die Vasen stecken. In den warmen Räumen öffnen sich dann die Knospen. Und zum Christfest haben Sie dann mitten im Winter und Schnee kostbare Blüten aus Ihrem eigenen Garten, die Ihnen zu einer Verheißung für das immerwährende Leben werden.

So hat Ihre Großmutter Ihnen in der uralten Sprache der Menschheit sagen wollen: „Habe Mut auch in der Krankheit, und mögen die guten Kräfte in Dir wie diese Knospen sich entfalten und schließlich ganz und gar von Dir Besitz ergreifen, auf daß Du wieder gesund und froh wirst!“ Sie wollte Sie mit diesen kahlen Zweigen darauf aufmerksam machen, daß auch in Ihnen, wie in jedem von uns, eine Menge von vitalen körperlichen und geistigen Reserven verborgen sind und daß uns die Aufgabe gestellt ist, sie lebendig werden zu lassen.

Ihre Großmutter, die eine erfahrene Frau ist, sagte Ihnen das alles nicht direkt, nicht mit vielen Worten, sondern in einem Sinnbild, und als Sinnbild nahm sie gerade den bestimmten Tag und ein lebendes Gebilde aus der Natur, das jetzt in seinem Wintertodesschlaf verharrt, das aber durch die rechte Pflege und die rechten Lebensbedingungen vor der Zeit zum Leben erweckt werden kann. Auch Christus sprach zu seinen Jüngern und zum

Volke nicht direkt, sondern er kleidete seine Lehren in Bilder, die tiefer, gültiger und vielschichtiger sind.

Ein solcher Ast, wie ihn Ihre Großmutter schenkte, erschöpft sich aber nicht allein in der Verheißung des neuen Lebens. Sie haben viel Zeit in der erzwungenen Ruhe, Sie mögen über einen solchen Ast tagelang meditieren, und es werden Ihnen daraus für Sie selbst unzählige Parallelen, Vergleiche und Übereinstimmungen lebendig werden.

Sehen Sie, nun wird durch ein gutes Wort der Stein des Ärgernisses zum Pfeiler, auf dem ein Haus gebaut wird! Nehmen Sie nun den vorher verachteten Zweig behutsam in die Hand und betrachten Sie ihn genau. Wie sinnvoll sind die Knospen in Abständen und gegeneinander gedreht angebracht, damit die Blätter und Blüten sich später nicht das Licht wegnehmen. Die der Spitze nähergelegenen Knospen sind dicker als die unteren. Ja sie lassen schon ein zartes Grün an ihrer Spitze ahnen. Sie sind die ersten, die zur Blüte gelangen. Es blüht nicht alles auf einmal, sondern langsam nacheinander, nach einer geheimnisvollen Rangordnung.

Aus dem Festen und Stofflichen des Astes erwächst das Geistige der Blüte, das Farbige, das Formenreiche und Bizarre, das Duftende; und dieses ätherische, geistige Wesen wandelt sich später zur Frucht, verschenkt sich für andere Wesen als ein Stoffliches. In diesem Stofflichen wiederum ist die Unsterblichkeit verborgen, denn in der Mitte der Frucht liegt der Kern oder die Kerne, aus denen für alle Ewigkeit neue Pflanzen erwachsen. Welch ein Wunder des Daseins, der Unvergänglichkeit und der geistigen Schönheit!

Sie schauen mich nun etwas wehmütig und skeptisch an,

als wollten Sie sagen: „Das ist schon so mit der Pflanze, aber was hat das alles mit dem Menschen zu tun?!" – Sind wir aber nicht auch Geschöpfe des gleichen Schöpfers, ebenso wunderbare und komplizierte, und tragen wir nicht ebenfalls trotz vielem Bösen und Schrecklichen wunderbare Früchte?

Sie sagen, die Pflanze leide nicht, während uns verdient und noch mehr unverdient so viel Leid aufgeladen wird. Ist das wirklich so? Hat nicht alle Kreatur, auch die Pflanze, ihr Maß Leid? Sie ist allen Witterungsunbilden unterworfen, manchmal erfriert ihr in einer kalten Nacht die ganze Blütenpracht, oder sie leidet unter Trockenheit und verliert ihre werdenden Früchte. Es klettern auf ihr Läuse und Ameisen, Käfer; andere Kerbtiere und Würmer nagen sich unter ihre Kruste oder benagen ihre Wurzeln; die Vögel zerpicken ihre Früchte, die Raupen zerfressen die Blätter, und sie kann sich ebensowenig dagegen erwehren wie wir, wenn wir von der Grippe oder anderen Bazillen befallen werden, oder wenn sich in unserem Inneren Steinbildungen, Geschwüre oder Geschwülste entwickeln.

Was Sie immer noch in Ihrer Hand halten, ist ein Apfelzweig. Besehen Sie ihn genau! Ist er nicht wie ein Bild des Leids mit seinen Verbiegungen, seinen wie gebrochenen Zweigen, den kurzen dicken Fruchtansätzen; und doch strebt jedes kleine Zweiglein hinweg von der Wurzel zum Licht!

Aber dieser Zweig lehrt uns noch etwas anderes: Daß er köstliche Früchte trägt, verdankt er nicht nur sich allein, er verdankt es auch der Pflege des liebenden, sorgenden, kundigen Menschen, der, um seine Kräfte wissend, ihn so beschneidet, daß er vermehrt Fruchtholz ansetzt. Mit welcher Geduld beobachtet er sein Wachstum und sorgt er dafür, daß alle Teile der Sonne teilhaftig werden. Wieviel könnten die Eltern, die Lehrer, die Ärzte, die Vorgesetzten im Umgang mit den ihnen anvertrauten Menschen vom Gärtner lernen!

Manchmal, wenn ich meine vielen Kranken und auch die Gesunden, denen ich begegne, ansehe, besonders wenn ich durch die vordergründige Maske hindurchschaue, muß ich feststellen, daß die meisten Menschen wie verwilderte Obstbäume sind, die nur kleine und saure Früchte tragen, voll Ungeziefer sind und ihre Äste wild wuchern lassen, weil sie keine Gärtnerarbeit an sich selbst vollziehen. Wir haben natürlich tausend Ausflüchte; der Alltag stellt so viele Anforderungen, daß wir gar keine Zeit haben, in die inneren Bezirke unserer Seele hineinzuschauen und dort Hausputz zu halten.

Und dann werden wir krank. Oft sind es von außen kommende Epidemien, Grippe, Erkältungen, oder es sind Unfälle, die uns aus voller Gesundheit treffen, oder Abnutzungserscheinungen am Herzen, am Knochensystem, an den Gefäßen, oder es sind Steinbildungen. Sie sagen mit Recht, man könne doch nichts dafür. Natürlich kann man nichts dafür – wenigstens von außen gesehen nicht.

Es gibt aber tiefere Zusammenhänge zwischen Krankheit und Person, die dieser selbst gar nicht bewußt werden. Da ist das hemmungslose Rauchen, das zuviele Essen, der Mißbrauch von Alkohol, unsinnige Bekleidungs- und Schuhmoden, Verschwendung von Lebenskräften, von denen eine ganze Reihe von Schäden ausgehen.

Aber noch viel ärger wirken sich stetige seelische Spannungen aus, die den Menschen gegen Krankheitskeime und gegen Organabnutzungen widerstandsunfähig machen. Da sind die vielen Ängste, die den modernen Menschen plagen: die Politik, die Kriege, die Entsicherung, die Existenzangst, die Konkurrenzangst, die Angst vor den Mitmenschen, den Nachbarn, den Vorgesetzten, den Kollegen, die Angst vor sich selbst, vor dem Jungsein, vor dem Altwerden.

Einer der schwersten und unheilvollsten Krankheitserzeuger aber ist die chronische seelische Verstimmung und der Ärger. Ich möchte glauben, daß unsere abendländische Menschheit, der es wirtschaftlich so gut geht wie nie zuvor und deren Devise „soziale Sicherung für Jedermann" ist, proportional zu dieser Sicherung und diesem Wohlstand, auch der besseren Gesundheit und der längeren Lebenserwartung, unglücklicher geworden ist.

Manchmal parke ich mit meinem Wagen an einer belebten Straße Berlins und schaue mir eine halbe Stunde lang die Menschen an. Was man da sieht, ist sehr unheimlich. Wenn ich als Mars- oder Venusbewohner, als Beobachter sozusagen, auf die Erde geschickt wäre, würde ich berichten: „Diese Menschen sind bedrückt, freudlos, ohne Schwung, und man hat das Gefühl einer tiefen Vereinsamung jedes einzelnen. Es scheint, daß jeder vom anderen, dem er unentwegt begegnet, durch eine unsichtbare Schicht isoliert ist. Niemanden kümmert der Schmerz und der Gram des anderen. Sie sind alle ganz von sich selbst erfüllt, und obwohl sie Augen und Mund und Hände haben, um einander zu begegnen, sich zuzulächeln, sich zu umarmen oder die Hand zu drücken, sich ein ermunterndes Wort zuzurufen oder mit den Augen freundlich zuzublinzeln, benutzt niemand diese Organe für die anderen. Es ist eine unglückliche Rasse!"

Dieser seelische Pessimismus ist es, der uns den Krankheiten öffnet, der uns für sie durchlässig macht. Denn auch in Epidemien wird durchaus nicht jeder krank. Oft werden gerade Ärzte und Schwestern davon verschont – nicht weil sie dagegen immun wären, sondern weil sie von ihrer Aufgabe des Dienstes so absorbiert sind, daß sie innere Abwehrkräfte gegen die Krankheit entwickeln. Hätten sie Angst vor Ansteckung, so würden auch sie sich anstecken. Ich habe selten erlebt, daß glückliche und positiv eingestellte Menschen von Krankheiten befallen wurden. Ja, es ist erwiesen, daß sogar die Unfälle, also scheinbar zufällige, von außen eintretende Ereignisse, weit häufiger ermüdete, unlustige, zerstreute, depressive Menschen treffen.

Sie antworten, man könne doch nichts dafür, daß man so oder so ist, daß man depressiv oder verstimmt oder unglücklich ist, das Leben sei doch wahrhaftig kein Kinderspiel, und es strapaziere einen ganz schön! Gewiß tut es das. Aber es liegt dennoch an uns, ob wir im Sturm der Zeit uns aus dem inneren Gleichgewicht bringen lassen, oder ob wir mit unserem Kern fest in der eigenen Mitte bleiben. Und darin liegt wohl die Frage des Lebens, die Frage Gottes an uns: daß wir nicht nur körperlich wachsen und reifen, sondern auch seelisch, und daß die in uns angelegten Knospen nicht nur zu Blüten, sondern auch zu Früchten werden.

Als Kinder hatten wir in meiner russischen Heimat ein sinniges Spielzeug, das „Wanka Wstanka“ (Hänschen steh auf) hieß. Es war ein hölzernes Kerlchen mit rundem Bauch ohne Beine. Im Bauch war ein Klumpen Blei; wenn man ihn kippte, so stellte er sich immer wieder aufrecht. Sein Gesicht aber strahlte von Ohr zu Ohr. Solch eine seelische Stehaufmännchen-Apparatur müssen wir in uns erzeugen, um gegen die kleinen Unbilden des Daseins gefeit zu sein. Was im Spielzeug der Bleiklumpen ist, müßte in uns eine unverrückbare innere Mitte, ein stetiges „Zuhause“ sein. Dort hat man seine Lieben, seine Gemütlichkeit, seine Vorräte, seine Traditionen und seinen

Glauben. Während der Arzt und die Schwestern oder die pflegenden Angehörigen sich um Ihre Krankheit und um Ihre Genesung mühen, kommen Sie ihnen ein wenig entgegen, indem Sie in dem Haus und Garten Ihres Inneren Hausputz und Inventur machen und indem Sie ein wenig Gärtner spielen, und Sie werden bestimmt in manchen verstaubten Winkeln Ihrer Seele verschlossene Kanister mit alten Reserven finden, die Ihnen zu neuen Kraftquellen werden, die die Genesung fördern.

UND ICH?!

Heute waren Sie auf die Schwester böse. Sie klagten ihr über Kopfschmerzen, und sie antwortete Ihnen etwas patzig, sie habe auch Kopfschmerzen, ihr helfe auch keiner. Das hat Sie sichtbar verstimmt. Ich weiß auch warum. Sie sagen sich: „Ich bin hier der Patient, ich bin hier zur Behandlung, und man muß schließlich meine Beschwerden anhören und sie lindern. Die Kopfschmerzen der Schwester interessieren mich gar nicht!"

Sie haben recht, doch ist auch die Reaktion der Schwester eine allzumenschliche. Sie hat wirklich Schmerzen, nach denen keiner fragt und die niemand behandelt; im Gegenteil wird von ihr die volle Arbeit verlangt. Dagegen hört sie am Tage hunderte von Klagen, große und kleine, auf die sie eingehen muß; sonst fühlt sich der Patient mißachtet. Und dann wird manchmal der Bogen ihrer Reservekräfte überspannt und sie reagiert damit ab, daß auch sie es wagt, ihre eigentlich anonyme Person ins Spiel zu schieben. Und dann sind wir böse, weil wir doch nur uns allein sehen!

Ich kenne das sehr genau. Kaum ein Beruf wird seelisch und körperlich so strapaziert wie der der Ärzte und Krankenschwestern. Meine liebe Frau, die in der Patientenbetreuung mit mir arbeitet, die aber auch um mein Wohlbefinden besorgt ist, sagt oft zu Patienten, die zu spät, also nach Beendigung der Sprechstunde kommen: „Er ist von der Arbeit völlig erschöpft. Sie sollten auch an ihn und nicht nur an sich denken." – Im Grunde hat es keinen Zweck, daß sie es dem Patienten sagt; denn dieser hat ja gar nicht mich, sondern nur sich im Auge, er kommt ja hilfesuchend zu mir. Ich bin ihm nur ein Werkzeug, ein lebendiges zwar, und es interessiert ihn absolut nicht, ob ich erschöpft bin oder nicht. Es ist also bei aller Bindung, aller Verehrung und aller Liebe des Patienten zu seinem Arzt doch im gewissen Sinne ein einseitiges Verhältnis.

Es gibt viele Patienten, die sich kaum vorstellen können, daß ein Arzt oder eine Schwester nachts schlafen. Man ist so daran gewöhnt, daß diese Sorte Menschen stets in wacher Bereitschaft für den Kranken stehen, der ja zu jeder Stunde von der Krankheit befallen werden kann. Man sieht in ihnen so etwas wie Übermenschen.

Ich erlebte vor einigen Jahren eine recht groteske Geschichte. Ich wurde nachts um ein Uhr zu einer alten Dame, die einen Schlaganfall erlitten hatte, gerufen. Ich fuhr bei Glatteis die sechs Kilometer hin. Die alte Dame lag gelähmt im Bett. Ich untersuchte sie; es stellte sich heraus, daß sie schon seit Jahren gelähmt war. Die Verwandten äußerten den Wunsch nach einem Attest zur Gewährung einer Beihilfe. Ich war wie vom Donner gerührt durch diese Anmaßung. Sie entschuldigten sich aber ganz ruhig damit, daß ich bekanntlich am Tage doch so wenig Zeit hätte, außerdem käme der Familienvater auch erst nach Mitternacht, nach der Schicht, nachhause. Solche Erlebnisse sind bei uns Ärzten keine Seltenheit!

Aber oft fallen uns gerade solche Fehler an anderen Menschen ins Auge, an denen wir selbst, ohne es zu wissen, leiden. Vielleicht sollte man es gar nicht aussprechen; aber wir haben ja verabredet, daß wir ehrlich gegeneinander sein wollen.

Und manchmal ist ein offenes Wort schmerzlich wie der Stich eines Messers; aber wenn es eine Eiterbeule aufsticht, ist es doch nur heilsam.

Es ist mir gelegentlich aufgefallen, daß Sie mit Spannung mein Gespräch mit ihrem Nachbarn verfolgten, bei dem ich länger verweilte als bei Ihnen, weil er sehr schwer krank war und weil wir den Behandlungsplan längere Zeit erörtern mußten. Ich habe genau gemerkt, daß Sie eifersüchtig waren und daß Sie unsere Aufmerksamkeit und Anteilnahme dadurch auf sich zu ziehen suchten, daß Sie plötzlich mehr und sogar ganz neue Beschwerden hatten. Ihnen war das durchaus nicht bewußt, es war also keine Angeberei, aber in einer tiefen Schicht Ihrer Seele forderten Sie von uns genau die gleiche Mühewaltung, wie sie dem anderen zuteil wurde. Es ist eine primitive, fast möchte ich sagen, allgemein menschliche Reaktion: man will nicht zurückstehen.

Wir nennen diese Erscheinung: „Und Ich?!" Es ist ein neurotisches Symptom. Es entspringt einer inneren Unsicherheit, einem Minderwertigkeitsgefühl. Da man es keinesfalls zeigen möchte, überbewertet man sich und schiebt seine Person in den Vordergrund. Alle merken das, nur man selbst nicht.

Sie bemerken es an anderen ganz genau, wie unangenehm es ist, wenn in der Gesellschaft einer immerzu nur von sich, von seinen Erfolgen, von seiner Begehrtheit, seiner Klugheit und Geschicklichkeit spricht; wenn er nichts anderes zu bieten hat, spricht er von seinen Krankheiten oder von seinen Nöten. Er findet das außerordentlich interessant. Die anderen finden das im gleichen Umfange langweilig und taktlos. Hinterher lacht man über diese Menschen oder spottet über sie, und man lädt sie nicht mehr ein.

Sie wiederum, die sich nicht selbst von außen zu betrachten vermögen, wittern böse Feinde oder Neider und Intriganten, weil sie nicht begreifen, daß sie mit der öffentlichen Selbstbespiegelung den anderen nur zur Last fallen. Es gibt auch niemanden auf der Welt, der es wagen würde, ihnen diese Unart offen vor Augen zu führen. So stehen sie sich selbst überall im Wege. Sie haben nicht begriffen, daß in der menschlichen Gesellschaft die am beliebtesten sind, die zuhören und nicht immerzu von sich sprechen, auch wenn sie etwas zu sagen hätten.

Ich habe einen Schriftsteller zu Gast gehabt, der so erfüllt von sich selbst und von seinen großartigen Leistungen war, daß er ausrief: „Was bin ich doch für ein Mensch!!!“ Und dieser Ausruf wirkte auf alle äußerst peinlich.

Ich habe den großen Asienforscher Sven Hedin erlebt. Wenn er öffentlich von seinen Expeditionen sprach, so erzählte er immer, was der oder jener seiner Mitarbeiter Großartiges geleistet habe. Schließlich konnte man den Eindruck bekommen, daß sie alles und er nichts geleistet hätten. Aber in dieser Anerkennung des anderen war so viel eigene Größe, daß man ehrfürchtig sich vor seinem Genius verneigte.

Wir erleben es oft, daß Menschen zu uns kommen, die es so eilig haben von sich zu erzählen, daß sie sogar die konventionellen Fragen nach dem Wohlergehen so schnell wie möglich erledigen, um gleich zur wichtigsten Frage, nämlich zu sich selbst zu kommen. Die einen machen sich wichtig mit ihren Erfolgen, die andern mit ihren Klagen.

Ein immer mißvergnügter und depressiver Mensch klagte mir über seine abgrundtiefe Einsamkeit. Er meinte, die Menschen seien alle sehr egoistisch und hätten keinerlei Bereitschaft zum Mitgefühl. Er hatte nicht begriffen, daß die Menschen sich vor dem Negativen, vor Leid und Not abwenden und daß sie es nicht ertragen können, wenn einer immer klagt. Manche haben auch eine abergläubische

Angst, sich am Unglück anzustecken, oder beim Anhören von so viel Leid haben sie ein schlechtes Gewissen. Und was macht man da am besten? — man hält sich von so einem Menschen fern!

Nein! Ich bin durchaus nicht hart und ungerecht. Die Menschen sind schon hilfsbereit und gut. Es ist hier aber nicht von Menschen die Rede, die in einer akuten Not stehen, es handelt sich um die chronisch Klagenden, von denen man weiß, daß sie unbewußt immer Mitleid erregen möchten.

Die Menschen, sogar die Kinder haben ein feines Gefühl für das echte Leid, sie unterscheiden es genau von dieser klagenden Leidbereitschaft, der auch etwas Schauspielerisches anhaftet, und hegen eine gewisse Verachtung für solche Menschen. Gewiß, es sind Unglückliche. Aber wozu hat uns denn Gott die Vernunft, den Willen und die Urteilsfähigkeit gegeben? Es ist doch nicht unsere Aufgabe, unsere Affekte wild wuchern zu lassen. Es wird doch von uns gefordert, Ordnung in unsere Triebe, Lüste und Unlüste zu bringen.

„Gürtet eure Lenden", sagt Christus zu uns. Und der Philosoph und stellvertretende Ministerpräsident Indiens, Radhakrishnan, sagt: „Es gibt nur zwei Wege des Lebens: den leichten und breiten Weg der Nachgiebigkeit gegen sich selbst und den schwierigen und schmalen Weg der Selbstbeherrschung. Der letztere verlangt Wagnis, Heroismus, Verlassenheit und die Gefahr des Mißverständnisses; aber er allein ist des menschlichen Geistes würdig. Das Leben will nicht leicht genommen werden. Sein Ziel ist nicht die Sensation oder Belustigung, sondern die Befreiung des Geistes."

Überlegen Sie sich einmal: Sie suchen einen Freund, einen Menschen, zu dem Sie Vertrauen haben können, der Sie begreift. Würden Sie sich einem zuwenden, der zuzuhören gewohnt ist, oder würden Sie einen wählen, der unentwegt von sich selbst spricht, der sie jeden Augenblick unterbricht, um nur zu seiner eigenen Person zu gelangen? Ich wette, Sie wählten den Schweigsamen!

Wenn einem solches aber die Erfahrung lehrt, sollte man nicht sich selbst danach richten und ein Lauschender werden?!

In meinen jungen Jahren ging es mir nicht anders als den anderen Menschen, auch ich wollte so schnell als möglich zu Wort kommen und wenn auch nicht meine Person in den Vordergrund rücken, so doch meine Anschauungen aussprechen, was im Grunde dasselbe ist. Da fiel mir ein Büchlein des italienischen unglücklichen Philosophen Graf Leopardi in die Hände. Ich kann es nicht mehr wörtlich zitieren. Aber er sagt etwa: „Jeder Mensch hat das Bedürfnis, sich selbst in den Vordergrund zu schieben, sich in Gesellschaft reden zu hören. Er ist unglücklich, wenn ihm das nicht gelungen ist, wenn man ihm nicht zuhört.

Oft sprechen in einer Gesellschaft mehrere zugleich, oft gelingt es den Menschen nicht, einen Satz zu Ende zu sprechen, sie werden von anderen, Robusteren unterbrochen, die sogleich ihre Einfälle loswerden wollen. Gelingt es ihnen, einen Zuhörer zu finden, so sind sie zufrieden und finden, daß sie sich in der Gesellschaft köstlich unterhalten haben. Es gibt zu viele Redende und zu wenig Zuhörende!"

Ich habe mir diese Worte so zu Herzen genommen, daß ich von da an zuzuhören begann. Und da erlebte ich, daß man durch Zuhören mehr hilft als durch Reden. Und man erlebt noch mehr: Der andere, der Redende offenbart einem von sich selbst so viele Dinge, die in einem selbst drin sind, daß man vom Fragenden her unwillkürlich für sich selbst Antworten erhält.

Mit dem Antworten ist es überhaupt ein seltsames Geheimnis. Als ich lernte zuzuhören, erlebte ich, daß immer mehr Menschen mit ihren Nöten und Gebrechen zu mir kamen. Ich hörte sie an. Aber da sie bei mir Hilfe und Rat suchten, mußte ich ihnen schließlich doch auch etwas sagen. Als ich nun aber zu ihnen sprach, merkte ich, daß sie gar nicht zuhörten; offenbar waren sie das Zuhören nicht gewohnt!

Später, als ich älter wurde, begriff ich, daß, während sie sich ihre Sorgen und ihren Kummer von der Seele redeten, in ihnen selbst, aus der eigenen Tiefe, die Antwort erwuchs, so daß sie meiner Antwort gar nicht erst bedurften. Da wurde ich auch mit meinen Antworten sparsamer. Denn solche Antworten müssen schwer sein, wie Bleigewichte, damit sie wie ein Lot sich in die Tiefe der Seele des anderen versenken.

Eines Tages kam eine vergrämte Frau zu mir. Sie fragte mich sehr direkt: ob ich glaubte, wenn man Gott unablässig um Kraft und Gesundheit bäte, daß er dann das Gebet erhören würde. Ich fühlte, daß die Frage aus einem leidvollen und unruhigen Herzen kam. Ich ließ die Frau erzählen. Schließlich sagte ich ihr mit wenigen Worten: ob sie sich nicht überlegt hätte, daß die Krankheit und die Schwäche und die mißlichen Verhältnisse auch von Gott geschickt sein könnten, und daß auch das ein Auftrag sei, trotz der Gebrechlichkeit und mit einer nur kleinen Kraft das Leben zu meistern.

Sie ging traurig hinweg, und ich hatte ein schlechtes Gewissen und dachte: vielleicht habe ich die falschen Worte gesagt. Aber später schrieb sie mir und dankte und berichtete, daß sie in der Aussprache schon gefühlt habe, daß ihr Beten vielleicht doch zu einseitig gewesen sei, daß sie Gott zu einer bestimmten Entscheidung zwingen wollte. Und da sei ihr die richtige Antwort zuteil geworden, und nun sei alles viel einfacher und leichter. –

Dieses Gespräch will keine Anspielung und kein Vorwurf gegen Sie sein. Sollten Sie sich immer falsch verhalten haben? Nein, gewiß nicht. Aber wenn Sie die unbändige Lust befällt, ausgiebig von Ihrer Operation und allem drum und dran zu erzählen, denken Sie ein kurzes Weilchen darüber nach, ob es Ihr Gegenüber wirklich so brennend interessiert und ob dieser nicht vielleicht auch ein Erlebnis loswerden möchte, und tun Sie ihm den Gefallen und zeigen Sie ihm die Bereitschaft zuzuhören. Und plötzlich werden Sie belustigt bemerken, daß es im Grunde genommen die gleiche Operation und die gleichen Umstände sind, die auch Ihnen widerfahren waren.

Damit machen Sie den ersten Schritt vom Redenden zum Lauschenden. Der Lauschende aber wird still in sich selbst und ruhig, er wird ein Gebender, er wird reich. An ihm wird das Wort des Apostels Paulus an die Korinther lebendig: „... als die Gezüchtigten, und doch nicht ertötet; als die Traurigen, aber allezeit fröhlich; als die Armen, aber die doch viele reich machen; als die nichts innehaben und doch alles haben ..."

WEG IN DIE STILLE

Sie sagten mir heute morgen, daß Sie etwas quäle. Ich hatte da aber nicht die rechte Zeit, mit Ihnen darüber zu sprechen, auch hatte ich den Eindruck, daß Sie es mir lieber allein sagen würden. Fühlen Sie sich nicht wohl? Haben Sie mehr Schmerzen?

Ach, es ist also nur die ungewohnte Stille des Krankenzimmers, die Ihnen Angst macht! Es ist so tot alles um Sie, als ob Sie gar nicht wirklich da wären. Bei Ihnen zuhause sind Sie an mannigfache Geräusche gewöhnt. Da ist zuerst die Straße mit dem Rattern der Autos, der Lastwagen und der Motorräder, da ist das laute Spielen der Kinder, das Dröhnen der Zementmaschinen in der Nähe der Neubauten, da sind die Flugzeuge. Im Hause hören Sie rechts und links, oben und unten die lieben Nachbarn. Und Ihr Radioapparat spielt doch von morgens bis abends, nicht wahr, ohne daß Sie wirklich zuhören.

Aber Sie brauchen zum Leben diese Geräuschkulisse, weil Sie sie einfach gewöhnt sind. Ich weiß es genau, denn viele Kranke kommen nicht einmal auf die Idee, das Radio abzustellen, wenn der Arzt sie abhorcht. Bei manchen wird man zum Kaffee eingeladen, und sie lassen das Radio bei der Unterhaltung laufen, oder sie legen sogar eine Platte auf und lassen sie abspielen. In den Gaststätten ist es doch heute auch nicht anders.

Der moderne Mensch kann die Stille nicht ertragen. Ich lebe auf dem Land, inmitten von herrlichen Wäldern am Rande Berlins. Und hier ist noch echte Stille, man hört das Rauschen der Bäume im Wind, den Gesang der Vögel, die liebestrunkenen Hymnen der Katzen, das Bellen eines

Hundes. Man hört das Klopfen der Regentropfen auf dem Dach, oder wenn ein Eichhörnchen darüber galoppiert. Aber sonst ist es still. Eine singende Stille, die lebendig und heilend ist. Aber aus der Unrast und dem Lärm der Großstadt kommen Menschen zu uns und sind entsetzt darüber. Viele sagen, sie könnten hier nicht leben. Und manche, die über Nacht hier blieben, haben schlecht geschlafen, weil sie über die Stille erschraken.

Wir Ärzte wissen, wie schädlich der Lärm sich auf die Seele und das Nervensystem auswirkt, und wir bemühen uns, den Lärm einzudämmen. Allenthalben gibt es Gesellschaften zur Lärmbekämpfung. Aber die Technik und die Menschen selbst schaffen immer mehr Lärm. Ich möchte fast glauben, daß in der Angst vor der Stille eine Angst vor sich selbst verborgen liegt.

In der Stille, und in ihr allein, hört nämlich der Mensch zuerst undeutlich, und später immer klarer, die Stimme seiner Seele, die Stimme des Gewissens, die Stimme all der vielen verschütteten, verdrängten und unerledigten Dinge, die ihn natürlich quälen, weil es sie nach Erledigung und Vollendung drängt. Er hört auch die Stimmen seiner Vorfahren, er hört die Stimmen, die ihn, der immer wieder bemüht ist, Entscheidungen auszuweichen, zur Entscheidung mahnen.

Wir flüchten dann alle in den Lärm, weil er so wohltätig die inneren Stimmen übertönt, sie zunichte macht. Aber diese Flucht ist eine Flucht vor sich selbst. Ihr Weg führt in die Verkrampfung, in die Verstellung, in die Unwahrhaftigkeit und in die Unreife.

Ein unreifer Mensch aber bleibt sauer und ungenießbar, wie eine unreife Frucht. Wachstum, Reifung, Lebensbejahung bedürfen der Stille, um zu gedeihen. Von allen wahrhaft Großen wissen wir, daß sie in die Stille gingen, um zuerst mit sich selbst fertig zu werden. Christus ging in die Wüste, Buddha, Lao Tse, Mohammed taten desgleichen. Die großen Yogis, die Zen-Meister, die Starzen gehen in die Einsamkeit und in die Stille.

Und jeder religiöse Mensch, gleich welcher Religion er angehörte, hatte Zeiten, in denen auch er in die Einsamkeit und Stille ging. Das sind Zeiten der Selbstreinigung, der Besinnung, der Verinnerlichung, der Meditation, des Gangs in die eigene Mitte. Und sie kamen erneuert, gereift, beruhigt und begütigt heim in den Alltag.

Heute sind solche Zeiten der Exerzitien selten geworden. Aber gerade in den Kreisen der Ärzte und der Seelsorger ist das Gespräch darüber, die Forderung nach solchen regelmäßigen Bezirken der Stille wieder sehr lebendig geworden, weil wir genau wissen, daß wir dem Menschen mit Medikamenten und Bädern allein nicht helfen können, weil wir heute den ganzen Menschen ansprechen müssen, um ihn zu heilen. Was heißt denn heilen? – wieder ganz machen, was nicht mehr ganz ist!

Wenn Sie nun Angst vor der ungewohnten Stille haben, so versuchen Sie nicht, ihr zu unterliegen, sich von ihr unterkriegen zu lassen. Und knipsen Sie nicht gleich das Radio an. Versuchen Sie, die „tote" Stille, wie Sie vorhin sagten, klingend zu machen. Lassen Sie sie lebendig werden.

Sie schauen mich fragend und mißtrauisch an. Ich rede keinen Unsinn. Ich habe es wirklich selbst erlebt und spreche aus Erfahrung. Ich möchte sogar glauben, daß Ihnen in dem Heilungsplan jetzt nichts mehr fehlt, als diese Stille, als das Zu-sich-selbst-kommen.

Ihre außer Atem geratenen Organe sind wie Bürger in einem anarchischen Staat, jeder tut, was er will, und keiner gehorcht einer vorgeschriebenen Ordnung. Jedes Organ in Ihnen schreit laut um Hilfe in seiner Sprache, und Sie sind ganz krank von dem Kauderwelsch, das in ihrem leiblichen Inneren ist. Können Sie aber in ihrer Person Ordnung schaffen, wenn Ihre Seele in keiner Ordnung drin steht?!

Nun wird Ihnen diese erzwungene und unfreiwillige Ruhe zum Geschenk – zum Geschenk der Stille. Natürlich können Sie damit zunächst nicht fertig werden, weil Sie so etwas noch nie erlebt haben.

Ich erinnere mich, daß ich einmal im Urwald Afrikas einem kleinen schwarzen Mädchen Schokolade schenkte. Es kannte sie nicht, es nahm sie mißtrauisch, beschaute sie, beleckte sie, beroch sie und warf sie, etwas angeekelt, weg. Dann sah es mich Schokolade essen, auch andere Kinder, die sie schon kannten, aßen sie mit Genuß. Nun versuchte es sie, als ich ihm ein anderes Stück gab, zuerst zögernd, aber dann allmählich mit Genuß.

So wird es Ihnen mit der Stille gehen. Sie müssen erst „ja" zu ihr sagen, bereit sein, ihr zu begegnen, ihre schöpferischen Kräfte zu gestalten. Seien Sie gütig zu ihr – zu der Stille – und versuchen Sie nach innen zu horchen.

Es tauchen zunächst ungezählte Gedankenfetzen, Bilder, Assoziationen, Erinnerungen, Anregungen auf. Sie können sie alle zusammen gar nicht bewältigen. Aber fassen Sie einen Gedanken beim Schopf, halten Sie ihn fest und entwickeln sie ihn weiter. Natürlich wird er Ihnen gar bald entwischen, und es werden sich Ihnen wieder ganze Gedankennebel aufdrängen. Aber seien Sie mutig und konsequent, wie ein Polizist, der den Verkehr regelt und die Leute nur einzeln durch einen Eingang durchschleust. Mit der Zeit werden Sie Freude an dem Spiel mit ihrer Seele gewinnen und merken, daß sie reicher ist als alle Radiostationen der Welt.

Es gibt in unserer Gegenwart eine seltsame Gruppe von Christen, die sich „moralische Aufrüstung“ nennt, deren Gründer Frank Buchman ist. Er gibt seinen Schülern eine merkwürdige Anweisung. Sie sollen ein Notizbuch bei sich tragen und alles hineinschreiben, was ihnen einfällt. Er sagt, daß diese Eingebungen, die aus der Tiefe unserer Seele heraufgeschwemmt werden, nichts anderes sind als Weisungen, die Gott uns aus dem Kosmos zusendet, und daß es Aufträge sind, die wir zu verwirklichen haben.

So fällt Ihnen beispielsweise plötzlich, und scheinbar ohne jeden Anlaß, ein Bekannter ein, den Sie sehr lange nicht gesehen haben! Die Anregung verschwindet nun nicht sogleich wieder in ihrem Unterbewußten, sondern wird entwickelt. Sie schreiben seinen Namen in das Notizbuch ein, und bei der allernächsten Gelegenheit schreiben Sie ihm einen lieben Brief. Buchman meint, daß diese Stimmen oder Eingebungen wirklich da sind, damit wir über den engen Kreis unserer Pflichten hinaus Beziehung zu der weiteren und größeren Welt gewinnen.

Oder es fällt uns plötzlich ein, daß wir jemanden schroff oder unhöflich, oder gar beleidigend behandelt haben. Wir setzen uns sogleich mit ihm mündlich, telefonisch oder brieflich in Verbindung und versuchen, die Kränkung wieder gut zu machen. Oder wir hatten einmal den Vorsatz, etwas Gutes zu tun, und ihn dann vergessen – oder was nicht selten passiert, wir haben uns geniert, es zu tun, weil wir nicht wußten, ob dieser Vorsatz auch richtig verstanden würde.

Es werden uns sehr viele einfallen, denen wir bewußt oder unbewußt unrecht getan haben, die wir beleidigt, gekränkt oder vernachlässigt haben. In der Stille haben wir Zeit darüber nachzudenken und zu prüfen, ob wir heute noch dieselbe Meinung wie damals vertreten würden. Erst müssen wir mit uns selbst darüber ins reine kommen. Dann aber sollten wir es nicht aufschieben, ihnen zu schreiben oder sie um einen Besuch zu bitten, um uns mit ihnen auszusprechen.

Es ist geradezu erstaunlich, von wievielen seelischen Schlacken wir uns befreien könnten. Und nicht nur das: wie viele andere Menschen wir von einem alten, verrosteten Haß lösen, die uns dann dankbar für diese mutige Haltung sein werden.

Durch eine solche Umkehr geschieht so vielerlei. Wir gewinnen eine größere Achtung vor uns, weil wir lernen, unsere kleinen Eitelkeiten, Unbeherrschtheiten, Launen und unser unreifes Wesen zu überwinden. Wenn wir einmal diesen Weg mit Erfolg beschritten haben, wird uns ein nächster, ähnlicher Schritt leichter fallen.

Nach diesen Erfahrungen werden wir in unserem weiteren Verhalten und in den Handlungen, die andere verletzen könnten, vorsichtiger werden. Wir werden den nahen und den fernen Menschen grundsätzlich näher rücken, wir werden sie weniger kritisieren und mehr lieben. Aber diese Haltung bleibt auch auf die anderen Menschen nicht ohne Einfluß. Sie werden mit Erschütterung erfahren, daß auch wir, die sie für schlecht und böse hielten, eigentlich doch ernst zu nehmende Menschen sind, und sie werden unseren Mut, einen solchen scheinbar demütigenden Schritt unternommen zu haben, bewundern. Vielleicht werden sie sogar unserem Beispiel folgen und selbst den Anstoß bekommen, anderen gegenüber ähnlich zu handeln! Sie können wahrhaftig den Anlaß zu einer Kettenreaktion geben!

Sie hätten auch Zeit, noch etwas anderes zu tun. Sie könnten in der Stille eine Weile mit Liebe und Verzeihen und mit guten Gedanken und Wünschen an die Menschen denken, von denen Sie glauben, daß jene Sie hassen oder Ihnen nicht wohlwollen. In solchen Gedanken verbirgt sich, je klarer, dauerhafter und intensiver sie sind, eine geheimnisvolle Kraft. Ich habe das selbst oft erlebt.

Ich hatte mich mit einem Freund entzweit. Wir beide wußten eigentlich nicht warum, triftige Gründe waren es jedenfalls nicht; es war etwa so, wie es unter spielenden Kindern auf der Straße geschieht, ein unvorsichtiges Wort, eine wegwerfende Bemerkung, eine Mißachtung, eine Bevorzugung eines anderen, und schon verwandelt sich der Verdruß in eine dauernde Störung der Beziehungen. Man vermutet vom anderen alles Böse, man hält ihn für schlecht, man verachtet ihn. Man fängt an, anderen Schlechtes über ihn zu erzählen; das alles wird einem natürlich hinterbracht. Man grüßt sich schließlich nicht mehr, man geht sich aus dem Wege, oder man fängt sogar an, miteinander zu prozessieren. Man wird vergiftet und vergiftet andere. Ja, die Freunde spalten sich, nehmen Partei für den oder jenen, es entsteht die alte Geschichte, die wir von den jahrhundertelangen Kämpfen der Anhänger der Weißen und der Roten Rose kennen.

Jedenfalls wurde daraus eine ausgewachsene Feindschaft. Versuche gemeinsamer Freunde, zu schlichten, schlugen fehl, da die Feindschaft sich bereits im Gefühl festgesetzt hatte. Wenn der Ex-Freund nur meinen Namen hörte, wurde er erregt und zornig. Alle Türen seiner Seele waren gegen mich verrammelt. Es gab keinen Zutritt, keine Möglichkeit einer Annäherung. Was sollte ich machen? Ich litt sehr unter dieser albernen Feindschaft. Da entschloß ich mich, jeden Abend und Morgen mit guten Gedanken an ihn zu denken.

Schon nach kurzer Zeit wich aus meinem Herzen jeder Groll, jede unliebsame Kritik. Ich machte auch Dritten gegenüber keine unliebenswürdigen Bemerkungen mehr über ihn. Der eine Teil der Versöhnung war also vollzogen. Es dauerte etwa ein Jahr, als eines Tages dieser Freund unter einem anderen Vorwand mich anrief und von selbst das Gespräch darauf brachte, ob wir denn nicht unseren gegenseitigen Verdruß aufgeben wollten. So schnell ist wohl nie ein Friede geschlossen worden. Ich muß sagen, daß ich seinen Mut sehr bewundert habe, daß er sich soweit überwinden konnte.

In unserer albernen, von Vorurteilen eingenommenen Gesellschaft gilt eine solche Handlung als eine Niederlage. Man nennt so etwas einen Gang nach Canossa, oder etwas platter – zu Kreuze kriechen. Und doch ist diese Aufgabe des Stolzes und des Geltungstriebes eine wirkliche, eine zutiefst christliche Tat!

Wir alle haben Dutzende solcher Feinde, Mißgünstiger, Neider, oder solcher, die wir gekränkt oder beleidigt haben. Wie unvorstellbar schön wäre es, wenn wir fürderhin mit ihnen allen in Frieden leben wollten.

Wie oft am Tage, beim Lesen der Zeitung oder beim Hören des Radios, denken wir voll Trauer, wie es möglich sei, daß die Völker einander hassen, beleidigen, verleumden, bekriegen, ohne sich verständigen zu können. Wir brauchen aber nur in unser Inneres zu schauen, in die Unordnung unseres Daseins, in die Friedlosigkeit, um in uns selbst und in unseren Nachbarn das gleiche Bild, mit gleicher Härte und Unversöhnlichkeit, nur in kleinerem Maßstabe wiederzufinden. Es genügt aber nicht, dies resigniert zu erkennen. Hier ist uns eine einzigartige Gelegenheit geboten, die Dinge in uns selbst grundlegend zu ändern!

Aber nicht nur die zwischenmenschlichen Beziehungen können in der klingenden, beseelten Stille geläutert werden. Welch ein Schatz an Erinnerungen, an Erlebnissen, von denen unser Leben voll ist, kann aus der Tiefe aufsteigen und uns beglücken und – erschrecken. Wir hätten Zeit, eine Revision unserer Lebensgeschichte vorzunehmen.

Es gibt Menschen, die glauben, sie seien vom Leben benachteiligt worden, sie stünden an der Schattenseite des Daseins. Sie sind im Irrtum! Sie gießen selbst ein bitteres Gift über ihr Leben. Sie haben einfach ihren Pegel, ihren Nullpunkt verschoben. Alles, was bei den anderen positiv ist, wird von ihnen noch auf die negative Seite gebucht. Sie stellen größere Forderungen, als sie sich eigentlich erlauben könnten. Sie leben sozusagen über ihre Verhältnisse und werden unglücklich. Es gibt so viele, die dann sagen: „Warum mußte gerade mir dieses geschehen?!" Sie haben bisher noch nicht realisiert, daß sie selbst immer und alles vom Leben erwarten und fordern, daß sie aber sehr arm im Geben sind. Für jede kleine Gabe verlangen sie ein großes Danke, sie wissen aber noch gar nichts von der Gnade des Gebens, des Liebens, des Opferns, und sie werden hart und ungerecht, bitter und einsam.

Welche Gelegenheit bietet Ihnen da die Stille der Bettruhe, eine Generalüberholung Ihres Gewissens, ihrer Lebensgeschichte vorzunehmen und die Dinge, die sich verschoben und tiefe Schatten über Ihr Dasein geworfen haben, wieder ins rechte Licht zu rücken.

Glauben Sie mir, ich habe es in einer langen ärztlichen Erfahrung erlebt, zu welcher schöpferischen Beglückung ein Krankenlager, trotz Schmerzen, trotz Sorgen werden kann, wenn man nicht nur passiv daliegt und auf die Behandlung der Ärzte und die Handreichungen der

Schwestern wartet und mit den Nachbarn ein Schwätzerchen macht, sondern mit sich selbst ein ernstes Zwiegespräch hält.

Es geht einem dann allmählich, oder sogar plötzlich wie einem Romanschriftsteller, der das Mysterium der gegenseitigen Verflochtenheit der Personen beschreibt. – Es liest sich allesg anz leicht. Was aber den Roman wirklich zum Roman macht, sind nicht die vordergründigen Begegnungen und Geschehnisse, sondern das Geheimnis, das zwischen den Dingen geschieht und die Geschehnisse bewirkt.

Wir lernen es, auch in den Geschehnissen und Begegnungen unseres Lebens die ordnende und lenkende Hand Gottes zu schauen. Das macht uns aber demütig und innerlich zuversichtlich und froh.

Ein großer christlicher Mönch, der Zeitgenosse des Heiligen Makarius des Ägypters, schreibt über die Stille: „O Schweigen und Stillesein! Du bist die Mutter der Rührung und der Spiegel der Sünden. Du nötigst uns zur Buße, du lässest unsere Tränen fließen und unser Flehen aufwärtssteigen. Mit dir zusammen wohnt die Demut, von dir wird die Seele hell, in dir lehren die Engel. Aus dir kommt Sanftmut und Friede den Menschen. O Schweigen und Stillesein! Du erleuchtest den Geist, du erforschest die Gedanken und hilfst das eigene Selbst zu lesen!“

ÜBER DIE GEDULD

Heute hat es Tränen gegeben. Sie hatten plötzlich Schmerzen bekommen, Sie läuteten der Schwester, die nicht sofort kam, weil sie mit einem anderen schwerkranken Patienten beschäftigt war. Als sie schließlich kam, waren Sie aufgebracht und sagten ihr recht heftig einige unfreundliche Worte. Die Schwester wurde ihrerseits heftig, es fielen harte, ungerechte Ausdrücke. Schließlich ließen Sie den Oberarzt kommen und beschwerten sich bei ihm.

Er mußte die Angelegenheit untersuchen, er verlor deswegen wertvolle Zeit, die er besser für die Kranken hätte brauchen können. Schließlich war auch er verärgert und machte Ihnen Vorwürfe über Ihre Ungeduld. Inzwischen ist eine peinliche Situation entstanden. Sie wollen sich nicht bei der Schwester entschuldigen, weil Sie sich im Recht glauben, die Schwester fühlt sich von Ihnen beleidigt, und keiner will nachgeben.

Die Schwester wirft Ihnen vor, daß Sie nicht die Fähigkeit hätten, sich dem Krankenhausmilieu anzupassen, daß Sie immer „Extrawürste", wie sie sagt, verlangten, daß Sie unentwegt Forderungen stellten und Ihre Krankheit überbewerteten. Sie selbst stehen auf dem Standpunkt, Sie seien schwer krank, und bei jeder schmerzlichen Regung in Ihrem Inneren müsse der Arzt kommen und etwas dagegen tun. Dieser Standpunkt ist zwar Ihr gutes Recht; doch, wenn alle Patienten so denken und handeln würden, dann brauchten wir für jeden Patienten einen Arzt und eine Schwester.

Vielleicht haben Sie es bisher nicht begriffen, daß es durchaus nicht der Arzt allein ist, der Sie heilt, daß auch

Ihnen in diesem Genesungsprozeß ein Anteil Arbeit zufällt, das heißt, Arbeit an sich selbst, die Sie offenbar bisher nicht gewohnt waren.

Ich meine die Entwicklung einer sehr wichtigen und lebensnotwendigen Gabe – der Geduld. Christus sagt zu seinen Schülern, und wir alle sind seine Schüler: „Fasset eure Seele mit Geduld!“ (Lukas 21). Er weiß, warum er die Geduld in das Zentrum des Lebens stellt: weil alle Reifung nur langsam, nur in der Stille, in der Ruhe und in Geduld vollzogen werden kann. Ein ungeduldiger Mensch ist immer in Hast, er ist stets gereizt, aggressiv und, im Grunde genommen, immer nur auf sich bedacht, weil er in seiner Selbstgerechtigkeit sich nie Zeit läßt, sich selbst zu beobachten, seine Reaktionen auf andere Menschen und Ereignisse zu registrieren und überhaupt auf andere Rücksicht zu nehmen. Er gelangt nie zu dem Vorbild des reifen, beruhigten, frohen, weisen Menschen.

Nun sind Sie auch mir böse, daß ich Ihnen ganz offen sage, was ich denke; aber da es zu diesem Zwischenfall gekommen ist, glaube ich das Recht zu haben, Ihnen einiges über Sie selbst zu sagen, was Ihnen unbewußt ist, weil Sie bisher nur um Ihre eigene Person gekreist sind.

Sie selbst sind es, mit Ihrer Ungeduld, mit Ihrem materialistischen Glauben, daß Ihnen geholfen werden müsse, die den Genesungsprozeß verzögern, weil Sie nicht mitarbeiten. Sie kritisieren unsere Maßnahmen, Sie wollen über jedes Medikament Bescheid wissen, Sie sind auf irgendwelche Mittelchen festgelegt und glauben, daß diese allein Ihnen nützen können. Sie wollen das nicht und jenes nicht. Ja Sie lesen im Lexikon die Symptome der Krankheit nach, und neulich sah ich im Vorübergehen, wie Sie, mit einem gespannten und kritischen Gesichtsausdruck, die Kurve, die sonst über Ihrem Bett hängt und auf der der Puls und die Temperaturen, das Blutbild, die Senkung und die verordneten Medikamente aufgezeichnet werden, einer eingehenden Prüfung unterzogen.

Manchmal haben wir auch den Eindruck, daß Sie kein Vertrauen in unsere Maßnahmen haben und uns darum unsere Arbeit erschweren. Sie haben bisher nicht begriffen, daß die Behandlung auf einem gegenseitigen Vertrauen beruht und daß nur der vertrauende Mensch sich in die Obhut eines anderen Menschen begeben kann. Nur der Vertrauende kann gelassen werden. Wo kein Vertrauen ist, ist eine ewige, unheilbringende Spannung.

Erinnern Sie sich, Sie erzählten mir einmal, daß Sie eine kleine ungezogene Nichte zu Besuch hatten, die Ihnen mehrmals Geld aus dem Portemonnaie stahl. Sie seien danach immer mit der Tasche in der Hand herumgelaufen, so daß abends die Hand ganz verkrampft war. Nicht nur die Hand war es, auch Sie selbst waren ganz verkrampft, weil Sie sich von einem Dieb und Betrüger bedroht glaubten.

Seien Sie mir nicht böse. Aber Ihre Beziehung zu uns hier hat auch etwas von der verkrampften Hand an sich, und solange die Hand Ihrer Seele sich nicht löst, werden wir aneinander vorbeileben und -behandeln, und es wird wieder zu Aggressionen kommen wie heute, und Sie werden entweder ungeheilt das Krankenhaus verlassen oder sich anderswo hinverlegen lassen.

Was Sie denn nun tun könnten? Etwas nachdenken, nicht mit Gehässigkeit und Aggression, sondern mit freundlicher Gesinnung, mit einer Bereitschaft zum Entgegenkommen. Und mit Geduld.

Dann kommt die Lösung und das Vertrauen von selbst. Haben Sie nicht beobachtet, daß die Ärzte und Schwestern den ganzen Tag und auch nachts tätig sind, daß sie sich sorgen, daß sie eilig hierhin und dorthin laufen, daß sie traurig oder sogar erregt sind. Und das alles, um die schweren Aufgaben der Pflege zu bewältigen, um dem Kranken die erforderliche Behandlung und, noch viel mehr, die unentbehrliche Geborgenheit zu bieten.

Haben Sie an den Besuchstagen und zu anderen Zeiten nicht schon gesehen, wie die Angehörigen der Kranken lange Gespräche mit den Ärzten führen? Es geht dabei nicht nur um die Berichte, die der Arzt den Verwandten gibt. Noch mehr fragt *er*, um über den Kranken, der in seiner Obhut steht, mehr zu erfahren, ihn auch aus dem familiären Milieu her zu begreifen und kennenzulernen.

Sie klagten neulich über die Ungezogenheit und die Ungeduld Ihrer Kinder. Kinder sind heute fast immer ungezogen und ungeduldig, nicht weil das so zum Kindsein gehörte, sondern vielleicht eher, weil sie zuhause kein Beispiel an der Geduld ihrer Eltern haben und gar nicht wissen, was das ist.

Ihre beiden netten und lebhaften Kinder hatten Sie neulich besucht. Ich war hereingekommen und verweilte eine kurze Zeit in Ihrem Zimmer. Ich habe Sie und Ihre Kinder beobachtet. Es tat mir leid, daß ich keinen Tonbandapparat bei mir hatte. Ich hätte es Ihnen gerne vorgeführt. Ohne es selbst zu merken, haben Sie an den Kindern immerzu herumgenörgelt. „Sei nicht so laut!" – „Faß nicht alles an!" – „Man schaut einen an, wenn man die Hand gibt!" – „Halt dich doch gerade!" – „Iß nicht so viel!" ...

Die Kinder, die Ihnen in ihrer lebhaften Weise vieles erzählen wollten, wurden von Ihnen dauernd unterbrochen, zurechtgestutzt, so daß sie eigentlich gar nicht zu Wort kamen. Sie selbst haben davon nichts gemerkt. Ich aber habe daraus ersehen, daß Sie keine Geduld mit

Ihren, Ihnen anvertrauten Menschen haben, daß Sie versucht waren, allen Ihren Willen aufzudrängen, und sich gar nicht fragten: was möchte der andere Mensch eigentlich?

Als wir einmal mit Ihrem Mann über die Nachkur sprachen, sagte er etwas resigniert: „Ob sie es tun wird? Sie ist sehr eigensinnig." Und auch daraus sahen wir, daß Sie nicht wissen, was Geduld ist, und daß Sie es darum im Leben so sehr schwer haben, weil Sie nicht warten gelernt haben, weil Sie alles sofort haben wollen, und wenn sie es nicht bekommen, dann versteifen und verhärten sie sich. Jedes fortdauernde Verhärten führt aber schließlich zu Krankheit, wenn nicht im körperlichen, so doch im seelischen Bereich!

Die frühere Erziehung war durchaus richtig, daß die Eltern uns zum Warten zwangen, daß sie nicht jeden aufkeimenden Wunsch sofort erfüllten. Daß wir sogar einiges selbst zum Erlangen des Gewünschten beitragen mußten, oder auch verzichten lernten. Jetzt muß jeder Wunsch sofort in Erfüllung gehen. In der Wirtschaft gibt es dafür die verderblichen Abzahlungsgeschäfte, die den Menschen demoralisieren und bei denen er vergißt, wie köstlich es ist, auf etwas zu sparen, auf ein Ding zu warten und es in Gedanken vorzukosten.

Der geduldlose Mensch wird an den Freuden des Lebens nicht teilhaben können, weil er bei den Dingen, bei den Gedanken, bei den Menschen, bei sich selbst nicht zu verweilen vermag. Er stellt sich quer zu seinem eigenen Reifungsprozeß.

Welch tragikomische Folgen die Ungeduld nicht nur im Menschenbereich, sondern auch bei Tieren haben kann, habe ich an unserem Kater Micki erlebt. Jetzt ist er ein neunjähriger, zwanzigpfündiger, gediegener Herr, schwarz mit weißen Handschuhen und weißem Jabot. Als er aber jung war, ging er auf Mäusejagd, die es in unserem kleinen Landhäuschen zur Genüge gab. Ich muß zu unserer Schande gestehen (er selbst ahnte es gar nicht), daß wir ihn nicht seinetwegen, sondern gerade der Mäuse wegen anschafften.

Nun, wenn er einer Maus ansichtig wurde, machte er sich zunächst ganz niedrig, ganz geduckt, die Augen groß aufgerissen und voller Spannung, dann ging ein wellenförmiges Beben durch den ganzen Körper, das am Schwanz endete, schließlich schoß er auf die Maus los, und er hätte sie auch bestimmt gefangen. Aber die Vorfreude des Erfolgs machte ihn so trunken, daß der Sprung von einem Aufschrei begleitet war, den die Mäuse wahrnahmen; sie flüchteten in Sicherheit und er blieb verdutzt und verärgert ohne die erhoffte Beute. Es dauerte Monate, bis er lernte, seine Ungeduld und seinen noch unverdienten Triumph zu bezähmen; dann waren aber die meisten Mäuse schon weg, da sie es vorzogen, weniger gefährliche Gegenden aufzusuchen.

Was Sie tun können, wenn Sie schon keine Geduld haben? Sie üben! Wie? Nehmen wir doch das Beispiel von heute. Sie hatten plötzlich Schmerzen. Ich wette mit Ihnen, Sie haben selbst nicht gedacht, es könnte etwas Lebensgefährliches sein. – Sie könnten beispielsweise trotz der Schmerzen eine Weile warten, ehe Sie die Schwester herbeiläuten. In den meisten Fällen werden Sie erleben, daß sie ganz von allein wieder vorbeigehen.

Oder wenn Ihnen das Essen nicht schmeckt oder eine Speise Ihnen nicht behagt, nicht gleich der Schwester mit Verbitterung sagen, daß Sie solch eine Küche nicht gewohnt seien und Ihr Mann noch ganz andere Ausdrücke gebrauchen würde, wenn Sie ihm so etwas vorsetzten. Oder, wenn ihre lieben Kinder Sie besuchen kommen, hören Sie sie doch an, ohne immer dazwischen zu reden, betrachten Sie sie als ein echtes Gegenüber, achten Sie ihr Sondersein und versuchen Sie nicht, ihnen Ihre Person und Ihre Meinung aufzuoktroyieren! Unterbrechen Sie den anderen Sprecher nicht immer!

Wie? Sie kommen nie zu Wort?! Sie sind wirklich im Irrtum! Ohne es zu merken, sprechen Sie immer und hören gar nicht zu. Erinnern Sie sich, Sie waren beleidigt und sehr böse, als mein Assistent Sie bat, einen Moment zu schweigen und zuzuhören, was ich Ihnen sagen wollte.

Sie sagen, Sie seien ein Unglückswurm. Keiner verstehe Sie recht und bejahe Sie. Natürlich, wie soll das derjenige tun, der im anderen keinen Partner, sondern nur einen Redenden gewinnt? – Der Unglückswurm erstreckt sich aber noch auf viel mehr. Es passiere Ihnen immerzu etwas, bald fielen Sie die Treppe hinunter, bald verlören Sie die Einkaufstasche, bald falle Ihnen das Geschirr aus der Hand. Wohlverstanden – es fällt Ihnen aus der Hand! Als ob es einen eigenen Willen hätte. Sie sagen nicht, was richtiger wäre: „Ich lasse es in Zerstreutheit, in Unachtsamkeit, in Ungeduld aus der Hand fallen!" Würden Sie das sagen, so kämen Sie der Wahrheit einerseits, der Heilung andererseits näher. Aber Sie verlegen, wie es bequemer und unverbindlicher ist, die Fehlhandlungen in das „Es".

In Wirklichkeit ist das Unglückswurmsein nichts anderes als ein Mangel an Reife, als ein Infantilismus, ein Mangel an Geduld und an Ehrfurcht vor den Kreaturen und den Dingen, und als eine mangelnde Bereitschaft zu dienen. Ehe man aber ein Herrscher ist, muß man das Dienen gelernt haben!

Nur aus der stündlich geübten Geduld wird uns Lebensfreude zuteil. So sagt Paulus im Brief an die Galater: „Die Frucht aber des Geistes ist Liebe, Freude, Friede,

Geduld, Freundlichkeit, Gütigkeit, Glaube, Sanftmut, Keuschheit."

Auch eine andere sehr böse und häßliche Eigenschaft entspringt der Ungeduld; das ist das schnelle Urteil über die Menschen und die damit verbundene Klatschsucht. Hätten wir nämlich Geduld mit den Menschen, so würden wir an einem jeden viel Schönes, Köstliches und Gütiges finden. – Aber in unserer Eile und Selbstgerechtigkeit haften wir mit den unguten Blicken unserer eigenen verspannten Seele an kleinen häßlichen Äußerlichkeiten des anderen und bilden uns ein scharfes, ein falsches Urteil, das uns oft für alle Zeiten den Zugang zum anderen versperrt.

Nehmen wir doch das heutige Erlebnis! Sie halten die Schwester für einen bösen Drachen, und die Schwester hält Sie für einen unausstehlichen, egoistischen und querulanten Patienten, womöglich sogar für einen eingebildeten Kranken. Und beide haben Unrecht. Unsere Schwester ist ein aufopferungsvolles, einfühlendes Geschöpf, das sich in der Arbeit ganz verzehrt und, im Vertrauen gesagt, wenig Dank erntet. Und Sie sind eine gute und sorgende, ehrliche Hausfrau und Mutter, die nur ihr Bestes will. Beide aber verrennen sich derart im Stacheldraht ihrer Gefühle und Aggressionen, daß schließlich nur noch der Stacheldraht allein übrigbleibt, und das vielleicht für das ganze Leben.

Wenn man so an den Wohnungen der Menschen vorübergeht und mit den Augen der Seele zu sehen vermag: wieviele Stacheldrahtverhaue lauern da vor jeder Tür, und wieviele Menschen sieht man darin verfangen, ausweglos, verbittert und böse. Was wir in den kleinsten Nachbarschaften erleben, erleben wir tragischerweise in der großen Politik, die nichts anderes als ein Spiegelbild der menschlichen Unreife und Verspannung ist.

Lassen Sie nicht die Nacht über diesem Zerwürfnis hereinbrechen. Ich werde die Schwester hereinrufen, und Sie lächeln sie an und reichen ihr die Hand. Vielleicht nur das. Haben Sie ruhig den Mut dazu! Viel Worte bringen wieder Bündel von Stacheldraht, in dem Sie sich wieder verhäddern. Beide hatten recht und unrecht, egal zu welchen Anteilen, und beide mögen jetzt ihre Liebes- und Friedensbereitschaft auf die Probe stellen. Was Sie dann machen, schlägt Wellen, es wird zum Beispiel für andere; so pflanzt sich eine gute Tat heilbringend fort.

In den Upanishaden heißt es: „Wie von einem mit Blüten bedeckten Baum der Duft weithin weht, also auch weht weithin der Duft einer guten Tat."

Und Sören Kierkegaard, der leidvolle, der geduldige Philosoph betet: „Herr Jesus Christus! Wie viele Male wurde ich ungeduldig, wollte verzagen, wollte alles aufgeben, wollte den furchtbar leichten Ausweg suchen: die Verzweiflung, aber du verlorst nicht die Geduld. Ein ganzes Leben hieltest du aus und littest, um auch mich zu erlösen."

Sie lächeln wehmütig und etwas ungläubig, weil ich Ihnen ein gesegnetes neues Jahr wünsche. Sie meinen, das alte Jahr wäre Ihnen nicht gnädig gewesen, es hätte Sie auf das Krankenlager geworfen, und nun müßten Sie sogar in der Wende der Zeit krank und untätig daliegen und zusehen, wie die Gesunden ihren Freuden und ihren Pflichten nachgehen, während Sie mit ihren Schmerzen unnütz und allen eine Last sind.

Wir sind in den Zeiten der Krankheit und des Unglücks oft ungerecht gegen unser Schicksal. Wir bäumen uns auf, wir empören uns dagegen. Das ist unser gutes Recht, das Recht des Gesunden und Aktiven in uns. Es entspricht unserer Vorstellung vom Menschen, daß er sich an der Gabe des Lebens erfreue, daß er gesund und tätig sei, daß er das Dasein genieße. Wir sind keineswegs bereit, zu den Niederungen und Fährnissen des Daseins „ja" zu sagen. Wir fühlen uns betrogen und hintergangen.

Glauben Sie denn wirklich, daß sich das Leben nur auf einer glatten Ebene bewegt? Es ist doch voller Spannungen, voller Auf und Ab. Die Krankheit ist nur eines der Übel aus der Büchse der Pandora. Aber sie hat gegenüber den anderen Fährnissen die eine Eigenschaft, daß sie uns für kurze oder lange Zeit aus der Senkrechten in die Waagrechte, aus der Unrast in die Untätigkeit zwingt. Man kann sie als ein Unglück betrachten, aber man muß es nicht.

Als junger Schiffsarzt besuchte ich einst einen Einsiedler, einen Landsmann von mir, der sich in die Einsamkeit der Wälder Indiens zurückgezogen hatte. Wie dies so oft geschieht, nannten ihn die einen einen Weisen, die anderen einen Einfältigen. Doch viele Menschen besuchten ihn und fragten ihn um Rat in entscheidenden Lebenssituationen, die ja immer dunkel und verhangen sind. Der einfältige Weise sagte nicht viele Worte, er war sehr liebevoll. Auf einem kleinen Tischchen lagen mehrere Brillen, mit dunklen, rosa, grünen und gelben Gläsern. Er setzte sie einem auf und wies auf die herrliche Landschaft, die sich vor uns ausbreitete. Jedesmal hatte die Landschaft ein anderes Aussehen, je nachdem mit welcher Brille man sie betrachtete. Mal war sie trübe, mal leuchtend, mal ekstatisch, mal streng. Man begriff sogleich, was der Meister einem durch die Brillen sagen wollte: nämlich daß die Landschaft immer eine Landschaft Gottes und das Leben ein Leben Gottes sei, und daß es nur am Betrachter liege, mit welchen Augen der Seele er sich selbst und die Welt ansieht. Ich habe damals, als junger Mensch, viel gelernt von jenem Meister ohne Worte. Seitdem habe ich oft versucht, wenn ich gerade eine dunkle Brille aufhatte, mir eine hellere aufzusetzen; und siehe, plötzlich sah alles, was soeben noch undurchsichtig und düster war, heller und freundlicher aus!

Sehen Sie, nun hat Ihnen die Krankheit und das, wie Sie glauben, Ihnen versagte Leben eine dunkle Brille aufgesetzt. An Ihnen liegt es aber, diese Brille zu wechseln.

Haben Sie in den langen Tagen und den schlaflosen Nächten niemals nachgedacht, ob diese „sinnlose“ Krankheit nicht vielleicht doch einen Sinn habe, einen ganz besonderen Sinn für Ihr persönliches Leben und für Ihre Angehörigen und Nachbarn?

Glauben Sie nicht, daß Krankheit, die sich in uns langsam und fast unbemerkt einnistet oder uns plötzlich überfällt, ein Alarmzeichen ist, das uns meldet, daß irgend etwas in unserem bisherigen Leben falsch war, daß wir uns überfordert haben, daß wir unseren Körper oder unsere

Seele über das Maß des Erträglichen strapaziert haben, und daß die Krankheit, mit der erzwungenen Bettruhe, uns dringend zur Einkehr mahnt?

Die Krankheit, die das gewohnte Gefüge unseres Lebensablaufs unterbricht, kann aber auch wie ein Punkt nach einem Satz sein – ein Ausspannen, eine Unterbrechung – mit einem geheimen Auftrag, den wir, da die Unruhe und der Lärm des aktiven Lebens in uns noch nachklingen und da wir uns mit den lieblichen Schmerzen beschäftigen, zunächst gar nicht hören!

Sie sagen, Sie fühlten sich hier – in der fremden Umgebung des Krankenzimmers, unter fremden Menschen, in den pflegenden Händen von Fremden –, als ob Sie nicht Sie selbst wären. Auch Ihr Körper sei Ihnen fremd, voller Mißempfindungen. Sie hätten früher gar nicht gewußt, daß so viele Organe darin seien. Es war ja alles eine Einheit, und jetzt könnten Sie nicht nur die Knochen, sondern Herz und Leber und Magen, Darm und Blase numerieren!

Es ergeht Ihnen gerade wie einem Uhrwerk, das überdreht wurde; ist die Feder oder ein Schräubchen gesprungen, so funktioniert das Ganze nicht mehr. Es ist sicherlich nicht Ihre Aufgabe, Ihr Uhrwerk wieder zu reparieren; dazu sind die Ärzte und die Schwestern da, und natürlich noch eine größere Macht, die für uns unsichtbar auch den Arzt und die Schwester und die Arznei dirigiert, und die über Erfolg und Mißerfolg allein entscheidet.

Aber das soll nicht heißen, daß Sie am Heilungsprozeß unbeteiligt wären. Wir Ärzte haben die Erfahrung gemacht, daß bei fast jedem Krankheitsgeschehen der Patient selbst der wesentliche Förderer oder Hinderer des Genesungsvorganges ist. Natürlich dürfen Sie nicht glauben, daß Sie sich aktiv in den Therapieplan einschalten und dem Arzt

Vorschriften über die Wahl der Arznei oder der Umschläge machen müßten. Aber Sie können etwas anderes bewirken, und das ist: die seelische Bereitschaft zur Gesundung.

Ich kann Ihnen nicht erklären, was das sei, wenn Sie selbst es nicht ahnen. Es hat eigentlich nichts mit dem Willen zu tun. Sie können also nicht sagen: „Ich will gesund werden!" Natürlich wollen Sie das. Aber hier spielen ganz andere, hintergründigere, feinere Mechanismen eine Rolle.

Vielleicht handelt es sich um die große Kunst, sich trotz der Schmerzen innerlich zu entspannen, sich zu lockern und von sich selbst zu lösen, auch von seiner gewohnten Umgebung, von den Alltagssorgen und -ängsten, vom Beruf, von den Verwandten, den Freunden und den Feinden. Solch ein längerer Zwang zur ungewohnten waagerechten Lage ist so etwas wie unfreiwillige Ferien, deren tieferer Sinn es ist: weg von allem Gewohnten, sogar weg von sich selbst.

Das Kranksein ist durchaus nicht etwas nur Negatives. Es schenkt Ihnen eine Reihe von ganz neuen und tröstlichen Erfahrungen. Sie erleben als neu, daß Ihr Mann oder Ihre Frau, Ihre Eltern oder Ihre Kinder, oder auch nur die Nachbarn und Bekannten, mit denen Sie ihren Alltag teilen, wie verwandelt sind. Wenn sie im Grau der Gewohnheit des Zusammenlebens leicht gereizt, gleichgültig oder unaufmerksam waren, sind sie durch Ihre Krankheit wie verändert. Sie werden besorgt, rücksichtsvoll, liebevoll und zartfühlend. Sie gehen auf Zehenspitzen, sie setzen eine besorgte und feierliche Miene auf, sie sprechen leise und sind behutsam wie noch nie.

Es sind plötzlich ganz neue, reizende Menschen, mit denen man wirklich immer zusammenleben möchte. Sie erleben beglückt, daß Sie, was Sie fast nicht mehr wußten, geliebt werden, daß Ihre Abwesenheit aus dem Haus schmerzlich empfunden wird, daß Sie den Menschen wirklich etwas bedeuten. Und Sie selbst fangen an, diese Menschen aus der größeren Entfernung mit ganz anderen Augen zu sehen. Sie kommen sogar dazu, Ihre Meinung von ihnen zu revidieren. Ihre Kinder erscheinen Ihnen jetzt, da sie aufopferungsvoll den Haushalt besorgen, nicht mehr ganz so dumm, unpraktisch und hilflos, wie Sie es immer glaubten. Die Nachbarn, Mitarbeiter und Vorgesetzten sind gar nicht mehr so rücksichtslos und nur auf den eigenen Vorteil bedacht.

Und wenn Sie all das, was Sie in der Krankheit erleben, überdenken, fällt Ihnen auf, daß die Welt vielleicht doch nicht so böse und hartherzig ist, wie sie Ihnen erschien, als Sie in den Kampf ums Dasein aktiv eingespannt waren.

Sie entdecken in sich ganz neue Seiten. Da ist neben Ihnen ein Nachbar oder eine Nachbarin, die wie Sie in der ungewöhnlichen Situation des Krankseins ist. Es sind Menschen, mit denen Sie bisher nichts zu tun hatten, die Sie nichts angingen, Sie haben sie sich auch nicht ausgewählt. Aber in der Gemeinsamkeit des gleichen Schicksals kommen Sie sich menschlich vielleicht näher als den Menschen, mit denen Sie Jahre lang beisammenlebten. Sie helfen sich gegenseitig, sie trösten sich, sie bangen um die Gesundheit des anderen und sprechen miteinander, und zwar Dinge, die Sie Ihren Nächsten oft gar nicht anvertrauen würden. Und in der Muße des Liegens erlernen Sie das Zuhören, das Eingehen auf den anderen Menschen, das Horchen auf seine Seele. Wie oft werden Sie durch das größere Leid oder den Schmerz des anderen von Ihren eigenen Leiden abgelenkt! Sie erfahren, wieviel größeres Leid und größere Probleme es außer den Ihrigen gibt, und Sie lernen, demütig zu werden.

Vielleicht auch ein wenig dankbar?! Nun lächeln Sie etwas skeptisch und sogar ein wenig gekränkt. Ich will Sie wirklich nicht verspotten.

Es ist mir ganz ernst, daß Sie allen Grund haben, auch für die Krankheit zu danken. Es gibt in unserem Dasein nichts Negatives, ohne daß es zugleich eine positive Seite hätte. Wenn Sie Augen haben zu sehen, werden Sie gewahr, wieviel Neues und bisher Nichterlebtes in diesem Krankheitszustand auf Sie einströmt. Es ist nicht alles schlecht und böse.

Sie erleben, daß Ärzte und Schwestern sich um Sie kümmern, daß sie alle Kraft und alles Wissen anstrengen, um Ihnen zu helfen. Das Helfen aber hat die Erkenntnis der Krankheit und ihrer Ursachen zur Bedingung. Jedoch noch viel mehr: man muß auch den ganzen Menschen kennen lernen, wenn man ihn heilen will.

Wissen Sie denn, daß die Ärzte und Schwestern sich nicht nur während der Untersuchung oder der Visite intensiv mit Ihrer Person beschäftigen, sondern daß hier ein geheimnisvoller Vorgang vor sich geht, nämlich daß fremde Menschen sich in ihrem Herzen und in ihrem Kopf mit Ihrem Schicksal befassen, daß sie sich um Sie sorgen, und daß diese Verantwortung sie nicht nur in den Berufsstunden, sondern Tag und Nacht nicht losläßt.

Sie erleben hier, wenn Sie es wollen, das Wunder, daß Sie der Mittelpunkt eines Getriebes sind, in das eine Unzahl von sichtbaren und unsichtbaren Helfern unentwegt eingreift. Diese selbstverständliche Gemeinschaft der Helfenden ist es aber, die Ihnen das Gefühl der Geborgenheit verleiht, ohne das Sie nicht gesunden können. Sie können nun dabei auf zweierlei Art reagieren. Sie können, wenn Sie sich als Mittelpunkt dieses Getriebes fühlen, die Puppen tanzen lassen, und das tun viele; sie können von nichts anderem reden als von ihren großen und kleinen Wehwehchen, sie können jeden Augenblick auf die Klingel drücken und die Schwester und den Arzt verlangen und Forderungen stellen.

Sie können aber auch, wenn Sie Vertrauen zu den Helfenden haben, trotz Schmerzen sich gelassen ihrem Heilungsplan anheimgeben, und gerade dann, an dieser Stelle begegnen sich Ihr Genesungswille und die helfenden Maßnahmen der Ärzte. So werden Sie nicht nur zum Patienten, zum Leidenden, sondern zum Genossen des Arztes. - Die Idee mag Ihnen zunächst fremd und absonderlich erscheinen. Aber wenn Sie darüber in aller Ruhe nachdenken, werden Sie den Sinn dieses Gesprächs begreifen.

Jetzt, da Sie längere Zeit bei uns sind und wir uns aneinander gewöhnt haben, kann ich Ihnen etwas sagen, was vielleicht Ihrer Beobachtung entgangen war. Am Anfang, als Sie zu uns kamen, war Ihnen die ganze Umgebung völlig fremd; sie wurden im Zimmer neben einen fremden Menschen gelegt, der sie zunächst etwas argwöhnisch betrachtete, weil er natürlich auch um seine Ruhe bangte. Sie waren ganz angefüllt mit Ihrem Schmerz, mit dem Leid, aus der vertrauten Umgebung herausgerissen zu sein, mit den Sorgen um die Ihren zuhause.

Es wäre natürlich vermessen gewesen, von Ihnen die Bereitschaft zu einer Begegnung mit Ärzten und Schwestern zu erwarten. Sie waren zuerst wie erstarrt, und wir hatten große Mühe, mit Ihnen in Kontakt zu kommen. Das Gespräch war stockend und schwer. Viele Fragen, die wir stellten, die wir stellen mußten, betrachteten Sie als einen Eingriff in Ihre intime Privatsphäre und begriffen nicht, was das mit Ihrer Organerkrankung zu tun hatte.

Wir hatten es nicht leicht mit Ihnen, weil wir den Schlüssel zu Ihrer Seele nicht gleich fanden. Sie sagten mir einmal: „Ein Arzt *muß* das eben!" Ein Arzt ist auch nur ein Mensch, ein antwortendes, ein reagierendes Wesen. Es ist sein Beruf, auf den Patienten zuzugehen, aber er bedarf auch des Entgegenkommens. Wo dies in angemessener Weise geschieht, vollzieht sich so etwas wie eine Verschwörung des Arztes und des Patienten gegen die Krankheit, sie gehen dann gemeinsam den gleichen Weg, der in den Heilungsprozeß einmündet.

Wenn Sie meinen, das neue Jahr sei Ihnen nicht gnädig, so geben Sie damit zu, daß Sie vor etwas ganz Unwirklichem kapitulieren. Es ist ja gar nicht das neue Jahr, es sind Sie, der das Leben gestaltet. Und warum sollten Sie nicht versuchen, es genau so weiter zu gestalten, wie Sie es alle Jahre zuvor getan haben.

Christus sagt einmal: „Siehe, ich mache alles neu." Das ist keine Vermessenheit, es ist auch keine plötzliche Erneuerung des Alten. Es ist aber die Wandlung der Gesinnung, die uns aus einer veränderten inneren Sicht die Welt, die Menschen und die Ereignisse neu erscheinen läßt. Und war nicht vielleicht die Frage des Lebens, die Frage Gottes an Sie durch den „Zu-fall" der Krankheit, eine Erneuerung der Gesinnung vorzunehmen?!

Wenn Sie sich dies alles hier, in der Krankheit, in der Fremde des Krankenzimmers vergegenwärtigen und ins Bewußtsein bringen, so werden Sie erleben, daß Sie die Dinge und Menschen mit neuen Augen sehen, daß Sie die Angehörigen und Freunde mehr lieben, sie mehr achten und besser verstehen, und daß Sie vielleicht – hoffentlich – Ihre Feinde weniger hassen und manche Ereignisse milder beurteilen als vorher. Mit Erstaunen stellen Sie fest, daß sie gerade in der Fremde, durch fremde Menschen Geborgenheit erfahren haben und daß keine dieser Begegnungen ohne Einfluß auf Sie geblieben ist.

In Ihren Gesichtskreis sind viele Menschen getreten, denen Sie woanders nicht begegnet wären. Sie haben sich mancherlei Gedanken gemacht. Manchen Arzt und manche Schwester haben Sie dankbar bejaht, bei anderen haben Sie sich gefragt, ob Sie selbst an deren Stelle freundlicher, geduldiger, liebevoller und sorgfältiger wären. Sie haben geduldige und ungeduldige, egoistische und anderen zugewandte Patienten erlebt, Sie haben manche ob ihres Mutes im Ertragen bewundert, und anderen haben Sie durch gute Worte, durch einen verstehenden Blick, eine Handreichung geholfen, oder Sie gaben dem Arzt einen Wink, daß es gut wäre, wenn Ihr Nachbar sich die Nöte von der Seele reden könnte.

Jeder Tag in dieser Fremde hatte sein eigenes Gesicht. Vordergründig sah es so aus, als lägen Sie im Bett, würden mit Medikamenten, Diät, Spritzen, Spülungen, Umschlägen behandelt und warteten auf die Genesung. Aber im Hintergrund, fast unsichtbar und unmerklich waren Sie ein sehr aktiver Mitspieler: Sie ließen sich beeinflussen, sie beeinflußten andere, Sie taten Gutes, Sie halfen, Sie linderten Leid, Sie trösteten einmal auch eine abgehetzte Schwester. Von ferne dirigierten Sie auch noch Ihren Haushalt, sorgten, daß das Verhältnis zwischen Ihren Angehörigen harmonisch blieb; ja, während Ihrer Abwesenheit und in der Sorge um Sie rückten jene einander näher.

Der Engländer hat für alle Schicksalswendungen ein sehr weises Wort, das ihn befähigt, niemals nur Zuschauer oder Leidender zu sein, sondern mit der Einsicht und den Kräften der Seele, immer und in jeder Situation, das Positive in sich selbst dem auf uns zukommenden Negativen entgegenzustellen. Er nennt es: „to make the best of it“ (mach das Beste daraus!).

Vielleicht wird Ihnen durch die Erfahrung der Krankheit und der Genesung auch noch etwas offenbar: nämlich daß es außer uns überall und in allem eine dritte Kraft gibt, die wirksamer ist als wir selbst, als die Ärzte und die Medizin, eine Kraft, die mehr weiß, mehr kann und mehr voraussieht, als wir Menschen vermögen, und von der der Apostel Paulus einmal sagt: „Wir haben aber solchen Schatz in irdenen Gefäßen, auf daß die überschwengliche Kraft sei Gottes und nicht von uns."

Und was man dennoch und gerade im Leid aus sich selbst machen kann, hat einmal der chassidische Rabbi Mosche von Kobryn einem geantwortet, als er ihn nach dem Sinn des Leidens fragte. „Es steht geschrieben: »Öl von Oliven, lauteres, gestoßenes – zum Leuchten«. – Gepreßt und gestoßen muß man sein, aber zum Leuchten, und nicht zum Liegen."

DAS LÄCHELN

Heute berichtete mir die Schwester, daß sie Sie zum ersten Male habe lächeln sehen. Sie lächelte selbst, als sie es erzählte, und sie fügte hinzu: sie habe bisher gar nicht bemerkt, wie schön Sie eigentlich seien!

Sie hätten auch keinerlei Grund zum Lächeln, bei der Krankheit und bei allem Kummer, sagen Sie. Als ob das Lächeln das Privileg der Gesunden, der Satten, der Reichen wäre! Diese lächeln nach meiner Erfahrung noch viel weniger als Menschen, die schwere Not erlebt haben. Lächeln ist ein Stempel Gottes auf dem Antlitz des Menschen. Es ist vielleicht das Geistigste, was der Mensch dem anderen Wesen gegenüber zu äußern vermag. Das Lächeln ist der Schlüssel zur Seele, den der Lächelnde dem Begegnenden überreicht. Es öffnet alle Pforten und es atmet Wärme und Licht!

Ich weiß nicht, ob Sie recht haben, wenn Sie sagen, man könne sich doch nicht zum Lächeln zwingen, wenn einem gar nicht danach zumute sei. Vielleicht ist das die Anschauung eines Egoisten, der nur an sich und nicht an die anderen denkt. Natürlich gibt es lächelnde Menschen, Menschen, denen es so warm ums Herz ist, daß sie jederzeit bereit sind, diese Wärme auszustrahlen. Diese Menschen sind im Leben immer erfolgreich, weil sie es den anderen leicht machen, mit ihnen umzugehen, weil man sich in ihrer Nähe wohl fühlt. Das Lächeln ist ja auch eine Art Anerkennung, man fühlt sich verstanden und bejaht und man wird beglückt davon.

Erinnnern Sie sich, daß Sie mir einmal von einer sehr guten und pflichttreuen Schwester sagten, Sie schätzten sie nicht, weil sie so streng und verschlossen sei, und daß Sie gar keinen Zugang zu ihr hätten. Da haben Sie es an einem anderen Menschen erlebt, wieviel ärmer der ist, der nicht lächelt. Oder erinnern Sie sich: als Sie in dieses Zimmer gebracht wurden, lag jemand darin, dem es sehr schlecht ging und der Sie mißtrauisch – Sie glaubten sogar – feindlich ansah. Damals flüsterten Sie mir ganz erschrocken zu, es schiene Ihnen, als ob sogar die Luft im Zimmer dick wäre. Sie waren dann auch derart bedrückt, daß Ihre Genesung gar keine Fortschritte machte.

Und dann kam jemand in Ihr Zimmer, der trotz sehr schwerer Krankheit strahlend war, vergnügt und aufgeschlossen. Und in wenigen Stunden wurden Sie Freunde; Sie blühten auf, Sie fühlten sich verstanden, Sie gingen aus sich heraus und dachten lange nicht so viel an Ihre Krankheit und Ihre eigenen Sorgen. Und nun fangen auch Sie an zu lächeln. Es würde Ihnen gar nicht schaden, wenn Sie das Lächeln zur lieben Gewohnheit machten.

Nein, es ist durchaus keine Verstellung und keine Vorspiegelung falscher Tatsachen, es ist vielmehr ein Akt der Höflichkeit! Es ist eine Art Selbstdisziplin. Man zwingt sich ja auch dazu, freundlich und artig zu sein, und man hätte ein sehr schlechtes Gewissen dem anderen gegenüber, wenn man gegen die Regeln des Anstandes verstoßen würde.

Außerdem tut es auch Ihrem Aussehen keinen Abbruch, wenn Mund und Augen lächeln. Es verschönt Sie und Sie sehen gleich viel jünger aus. Da Sie, wie wir alle, vor dem Spiegel ein freundliches Gesicht machen, merken Sie gar nicht, daß das chronische Mißvergnügen Ihre Mundwinkel herabgezogen hat. Das sozusagen erzwungene Lächeln wirkt dann wie eine Massage. Sehen Sie, nun lächeln Sie belustigt. Das leuchtet Ihnen ein.

Ich kann Ihnen etwas aus meiner eigenen Erfahrung sagen. Es gehört zur Pflicht des Arztes, zu lächeln. Denn der Kranke sucht Hilfe beim Arzt, er erwartet nicht nur eine gute Diagnose, und auch nicht nur das richtige Medikament, er erwartet, daß man ihn als ganze Person begreift, erkennt und ihm Ratgeber und Wegweiser ist. Heute, in einer säkularisierten Zeit, ersetzt der Arzt in immer weiterem Umfange den Seelsorger. Er ist oft der einzige Mensch, mit dem der Kranke sprechen, dem er sich rückhaltlos offenbaren kann. Das bedingt jedoch, daß der Arzt als Person nicht nur Mediziner, nicht nur guter Wissenschaftler, sondern zugleich Künstler, reifer und gütiger Mensch sein muß.

Es bedeutet nun aber für den Arzt eine große Anstrengung, diesen Forderungen zu entsprechen. Die primitivste Erwartung des Patienten ist jedoch, daß der Arzt ihm freundlich und lächelnd entgegentrete. Kann er das wirklich immer? Es werden doch übermenschliche Anforderungen an ihn gestellt. Zu viele Patienten, zu viele Schicksale, zu wenig Zeit, zu wenig Kraft, und dazu eine Überflutung mit bürokratischer und höchst unärztlicher Schreibarbeit.

Da vergeht einem manchmal alles Lächeln. Und doch hat der Arzt nicht das Recht, seinen Verdruß an einem hilfesuchenden Kranken auszulassen. Wie oft bitte ich den Patienten in das Ordinationszimmer, ohne ihm das obligate Lächeln zu entbieten. Das hat aber sofort eine ungünstige Wirkung auf den Kranken. Er bezieht meine Verschlossenheit natürlich auf sich und fragt etwas gekränkt, ob ich etwas gegen ihn hätte.

Wie soll er auch wissen, daß ich mich vorher geärgert habe, oder daß ein schweres Erlebnis mir noch anhängt, oder daß ich einfach erschöpft und übermüdet bin? Es geht ihn das auch gar nichts an, denn er kommt mit seiner hilfeheischenden Frage zu mir, und er ist es, auf den ich eingestellt sein müßte.

Oder es kommt ein sogenannter schwieriger Patient, der mißmutig oder depressiv ist, dessen seelisches Visier verschlossen ist. Aber der Arzt ist ein reagierendes, ein antwortendes Wesen; vor dem verschlossenen Menschen vermag er sich nicht zu öffnen, und es kommt zu keinem Kontakt, aus dem allein eine echte Behandlung erwachsen kann. Dann gehen beide unbefriedigt auseinander, der Patient ohne echte Hilfe und der Arzt mit schlechtem Gewissen, daß er die in ihn gesetzten Hoffnungen enttäuschte.

Schon wenn die Tür zum Ordinationszimmer aufgeht und die Schwester oder der Arzt lächelnd hereinschaut, erwärmt sich sogleich die Atmosphäre im Wartezimmer; sie wird aufgelockert, dem Patienten wird die Angst vor der fremden Situation genommen, es springt ein Funke von Vertrauen auf ihn über, und der Beginn der Behandlung wird damit bereits in den Warteraum vorverlegt.

Wenn ich bei den Krankenvisiten im Krankenhaus von Tür zu Tür gehe, setze ich noch schnell, ehe ich die Tür aufmache, ein Lächeln auf. Sagen Sie jetzt nicht, es sei unecht und künstlich aufgesetzt und hätte darum keinen Wert. Es ist ein Lächeln gerade für Sie. Es ist also nicht nur die Anstrengung der Behandlung, der Diagnose, der Untersuchung und Beratung über die Medizin und sonstige pflegerische Maßnahmen, es ist darüber hinaus die höchst persönliche, ich möchte sagen intime Geste des Lächelns, die ich Ihnen entbiete, es ist wie ein Sonntagsanzug, den man zu Ehren eines Gastes anzieht. Es ist schon darum nicht unecht, weil man es dem anderen wie ein Geschenk darbringt.

Manche Patienten sind so empfindlich, daß sie, wenn man sie ernst begrüßt, glauben, es stehe schlecht um sie. So liegt in dem Lächeln eine Aufmunterung. Das Lächeln ist der kärgliche Rest des Engels im Menschen, wie wird doch jedes Gesicht dadurch verschönt und vergeistigt!

Meine schönsten Erlebnisse waren Begegnungen mit dem Lächeln. Einst fuhr ich über eine sehr belebte Straßenkreuzung, ich hatte freie Durchfahrt. Ein kleines altes verhutzeltes Weiblein bemühte sich über die Straße zu kommen. Ich hielt an und deutete ihr mit der Hand, daß sie vorbeigehen möge. Ihr häßliches Gesicht verklärte sich zu einem wundervollen Lächeln, es strahlte für Sekunden auf und es wurde schön. Ich war so beglückt, wie wenn mir ein Engel begegnet wäre.

Wir sind so sehr geneigt, über die Amerikaner wegen ihrer Devise „keep smiling“ zu spotten, weil wir glauben, daß dieses Dauerlächeln eine alberne Maske sei. Wir haben aber gar nicht begriffen, daß es sich um eine seelische Haltung handelt und daß der, der sich zum Lächeln zwingt oder, besser gesagt, erzieht, sich einer heilsamen Disziplin für sich selbst – sogar für sein Äußeres, seine Schönheit – und für die anderen unterwirft. Der Erfolg ist, wie alle übereinstimmend berichten, daß das Leben in Amerika einfacher und froher ist, daß die Menschen einander freundlicher, unvoreingenommener und hilfreicher begegnen als bei uns.

Ich kann dasselbe aus Afrika berichten; ich lebte im Kameruner Busch unter den Negern, und ich war Tag für Tag fasziniert über ihre Bereitschaft zu lächeln. Dieses Lächeln schuf eine Atmosphäre von Heiterkeit und Beschwingtheit, die das Leben trotz der klimatischen Unbilden erträglich machte.

Gleiches gilt für das alte China, das uns sogar aus den Operetten als Land des Lächelns bekannt ist. Ein deutscher Arzt, der dreißig Jahre in China lebte und mit einer Chinesin verheiratet war, behauptete ihr gegenüber, er sei schon ganz Chinese geworden. Seine Frau sah ihn spöttisch an und sagte: „Du und Chinese! Wenn heute ein Polizist in den Hof kommt, setzest du ein besorgtes und ernstes Gesicht auf; wir Chinesen, wir lächeln nur!"

Können Sie sich noch erinnern, wie Sie, als Sie verliebt waren, Ihren Partner mit dem holdesten Lächeln beglückten, so daß er Sie für das schönste und engelhafteste Wesen von der Welt hielt? Gestehen Sie es sich doch! Wann haben Sie das letzte Mal im Kreise der Familie gelächelt?

Sollten Sie es nicht jetzt versuchen?! Die Gelegenheit ist günstig. Natürlich können Sie auch, Mitleid heischend, eine Krankenmiene, die Ihnen von Rechts wegen sozusagen zusteht, aufsetzen. Damit zwingen Sie Ihre Angehörigen, den Ernst der Lage zu erkennen, auf Sie Rücksicht zu nehmen, sich um Sie zu bangen und Sie zu bemitleiden. Und das tut einem so wohl, wenn man in gesunden Tagen von der lieben Familie rücksichtslos strapaziert wird!

Aber Sie könnten auch, trotz Ihrer Krankheit, sie anlächeln. Natürlich wird sie das zuerst befremden, weil sie das an Ihnen nicht mehr gewöhnt sind, sie werden vielleicht sogar glauben, daß die Krankheit Sie zu einem überirdischen Wesen gemacht habe. Aber auf der anderen Seite werden Sie durch das Lächeln zum Beherrscher der Situation. Die Besucher, die durch die Fremdheit der Umgebung immer etwas beklommen sind, tauen auf; sie werden aufgelockert, ja beglückt sein, Sie so heiter zu erleben, sie werden in Ihrem Blick die Dankbarkeit spüren, und sie werden Ihnen verbunden sein, daß Sie ihnen den Krankenbesuch so leicht gemacht haben.

Und vielleicht wird Ihnen das Krankenbett zu einer Übungsstätte für eine ganz neue Betätigung: das Lächeln, mit dem Sie in der Folge, wenn Sie heim und an ihre gewohnte Arbeit gehen, ungezählte Menschen froh machen werden. Es ist gar nicht auszudenken, wieviel Zauber von einer solchen Gesichtsfalte ausgeht. Sie wissen es selbst. Manchmal geht man in ein Geschäft und eine uns fremde Verkäuferin lächelt uns an. Es ist, als ob sie uns mit einer Garbe von Licht überflutete. Es wird uns warm ums Herz, und die Freude eines solchen Erlebnisses haftet manchmal einen ganzen grauen Tag uns an. Lächeln ist immer ein Schenken. „Lächeln ist keine Falte, Lächeln ist Wesen vom Licht!" sagt Franz Werfel in einem Gedicht.

VOM BETEN

Erinnern Sie sich, daß Sie vor einigen Tagen mit einem jungen Mädchen, das eine Weile im gleichen Zimmer lag, über das Beten sprachen und von ihr erfahren mußten, daß sie noch nie gebetet habe, daß sie nichts Genaues von Christus wußte, und daß sie das alles für einen ausgemachten Unsinn, für Volksverdummung und Aberglauben hielt.

Sie waren recht entsetzt darüber und beschäftigten sich in Gedanken lange damit. Wir kamen ins Gespräch über dieses Thema, und Sie fragten mich nach meiner Meinung, ob man heute überhaupt noch beten könne, und ob es nicht vielleicht doch Aberglaube sei.

Sie sagten, Sie glaubten Ihre Fähigkeit zu Beten sei geschwächt, vielleicht verbraucht, und wenn Sie auch in Ihrer Kindheit zu beten gelernt hätten, so hätten Sie die Ursprünglichkeit, die Intensität und die Naivität verlernt; so käme es, daß Sie nur noch gelegentlich beteten, und daß Sie es gerade in Notzeiten am ehesten vergäßen.

Wenn Sie mich fragen, was ich vom Gebet halte, so möchte ich Ihnen antworten – sehr viel, alles. Ich glaube, das Beten ist das zentralste Tun unseres Daseins, es ist die einzige wirkliche Kraftquelle, aus der wir geistig gespeist werden.

Haben Sie sich überlegt, daß die Menschen auf der ganzen Welt zu ihrem Gott beten, ihm danken, ihn lobpreisen, ihm ihre Sünden und Verfehlungen beichten, ihn um Hilfe bitten und ihr Schicksal in seine Hand legen.

Sie meinen, es gebe aber auch eine recht breite Masse von Menschen, die nicht mehr beteten oder die Religion verfolgten. Ich glaube dennoch, daß sie in der Minderzahl sind. Es handelt sich um solche, die aus politischer Anschauung Atheisten sind, und um eine kleine Schicht von gebildeten Materialisten, die, weil sie jegliche Naivität eingebüßt haben, keinen Zugang mehr zu Gott finden. Was aber die Religionsverfolgungen betrifft, so haben sich die sogenannten Gläubigen gegen Andersgläubige zu allen Zeiten aus Fanatismus und Unduldsamkeit so benommen, wie es die Atheisten manchmal heute tun.

Mir liegt ein Brief einer Patientin vor, ein trauriger, ein verzweifelter Brief eines kranken Menschen, der von Krankenhaus zu Krankenhaus und von Arzt zu Arzt wandert und dem keine Hilfe zuteil wird, weil sie in sich wohl kein Organ zur Aufnahme dieser Hilfe besitzt. Sie kritisiert alle Behandlungsmethoden, sie weiß alles besser, sie ist vollkommen skeptisch und sie geht immer enttäuscht von dannen. Sie schreibt sehr treffende Worte über sich selbst: „Ich bin nicht Glaubens-, sondern Erkenntnismensch; und die Erkenntnis schlechthin, muß ich gestehen, ist etwas Furchtbares, wenn es zur Weisheit nicht ausreicht. Ich finde, sie ist ein Verstoß aus dem Paradies, aus der Naivität."

Erschütternd in diesem wie in allen ähnlich gelagerten Fällen ist, daß es sich hier um die Vorherrschaft des kalten, analysierenden, zerlegenden Intellekts handelt. Denn Weisheit, wie die Patientin schreibt, ist ja schon wieder Naivität. Weisheit ist ohne Kindlichkeit nicht denkbar; darum verfügt sie auch über den ganzen Zauber, der Kindern eigen ist. Der Intellektuelle hat zwar alle Schärfe des Verstandes, er besitzt aber weder Herz noch Güte noch Charme. Aus dem Bezirk des Intellekts läßt sich Gott weder suchen noch finden, noch kann man bei ihm verweilen. Nur wer noch das Kind in sich bewahrt hat, kann aus vollem Herzen zu ihm „Vater" sagen.

Der große indische Heilige Ramakrishna sagt über Gott: „Zahlreich sind die Namen Gottes und unendlich die Gestalten, die uns zu seiner Erkenntnis führen. Mit welchem Namen immer und in welcher Gestalt du ihn auch anzurufen begehrst; in eben dieser Gestalt und unter diesem Namen wirst du ihn sehen!"

Ob es denn richtig sei, gewohnheitsmäßig zu beten, ob es nicht banal sei, es jeden Morgen und Abend und Mittag zu tun? Natürlich, Sie können mit Herzensunbeteiligtheit und Zerstreutheit jedes Beten zunichte machen, wie Sie in gleicher Weise alles Tun zunichte machen, wenn Sie es nicht heiligen. Denn es wird von uns gefordert, daß wir alles, was wir tun, in Andacht und Demut vollbringen.

Ich kenne Menschen – allerdings sind es leider nur wenige –, deren Leben ein einziges Gebet ist, gleich ob sie sich die Schuhe anziehen, oder Kartoffeln schälen, oder einen Brief schreiben. Mit ihrer Gesinnung heiligen sie alles, was sie anfassen. Sie sind konzentriert, ihnen fällt nichts aus der Hand, weil sie auch die Dinge als Objekte Gottes ansehen. Und alles gedeiht bei ihnen, ob Pflanzen, ob Kinder, ob Geräte, ob Speisen!

Martin Buber berichtet ein Wort des heiligen Rabbis Baalschemtow: „Alles, was du zu tun vermögend bist, tu es mit deiner Kraft. Das ist: binde die Tat an die Kraft des Gedankens. Wie von Henoch erzählt wird, er sei ein Flickschuster gewesen und habe mit jedem Stich seiner Ahle, mit dem er das Oberleder an die Sohle nähte, den heiligen Gott mit der einwohnenden Herrlichkeit verbunden."

Der Mensch, der nicht betet, ist auf sich allein gestellt. Er ist, da er an das Schicksal nicht glaubt, dem Zufall preisgegeben. Der Betende verbindet sich mit den kosmischen Kräften und schöpft aus ihnen Lebensfreude und Mut.

Er verbindet sich aber auch mit allen Kreaturen Gottes, denn er erlebt sich als ihr Bruder.

Natürlich haben Sie recht, daß ein Gebet unwirksam ist, wenn es nur dahergeplappert wird. Es ist auch eine nicht geringe Unverschämtheit gegen Gott, in einem unaufmerksamen Ton mit ihm zu reden. Wir wagen ja nicht einmal, unseren Vorgesetzten gegenüber uns so zu verhalten. – Das Beten muß schon aus der innersten Kammer des Herzens kommen, es muß konzentriert gedacht oder gesprochen sein. Man muß selbst an jedem Wort, an jedem Gedanken Freude haben.

Die Gebete brauchen nicht lang zu sein. Der russische Mönch und Bauer betete das Wort, das der Schächer am Kreuz zu Christus sprach: „Herr, erbarme dich meiner!" Und der heilige Augustinus sprach nur die wenigen Worte: „Herr, gib mir die Kraft, alles zu tun, was du von mir verlangst. Dann verlange von mir alles, was du willst!" Und Mahatma Gandhi, der große indische Held und Heilige, betete:

„Ich will bei der Wahrheit bleiben.
Ich will mich keiner Obrigkeit beugen.
Ich will frei sein von Furcht.
Ich will keine Gewalt anwenden.
Ich will guten Willens sein gegen jedermann."

Der Russe betet des Morgens: „Herr des Himmels, Tröster, Wahrhaftiger, der du überall gegenwärtig bist und alles Leben erfüllst, Schatz der Seligen und Lebensspender, komm und nimm Wohnung in mir und reinige mich von allem Bösen, und errette, Gütiger, unsere Seelen!"

Und der sogenannte Primitive, der in der Natur lebende Sioux-Indianer, betet zum großen Geist ein Gebet, das auch für uns Christen größte Gültigkeit haben dürfte:

„Großer Geist, dessen Stimme ich in den Winden vernehme und dessen Atem der ganzen Welt Leben spendet, erhöre mich!

Ich trete vor dein Angesicht als eines deiner vielen Kinder. Siehe, ich bin klein und schwach; ich brauche deine Kraft und deine Weisheit.

Laß mich in Schönheit wandeln und meine Augen immer den purpurroten Sonnenuntergang schauen. Mögen meine Hände die Dinge achten, die du geschaffen hast, und meine Ohren deine Stimme hören!

Mache mich weise, damit ich die Dinge erkennen kann, die du mein Volk gelehrt hast; die Lehre, die du in jedem Blatt und jedem Felsen verborgen hast.

Ich sehne mich nach Kraft, nicht um meinen Brüdern überlegen zu sein, sondern um meinen größten Feind – mich selbst – bekämpfen zu können.

Mache mich stets bereit, mit reinen Händen und aufrichtigen Augen zu dir zu kommen, damit mein Geist, wenn das Leben wie die untergehende Sonne entschwindet, zu dir gelangen kann, ohne sich schämen zu müssen."

Gewiß ist Beten und Beten etwas sehr Verschiedenes. Manche beten um die baldige Gewährung eines Fernsehapparates, oder eines Eisschranks, oder um Gesundheit. Sie vergessen, daß sie jemanden um Besitz bitten, der selbst völlig besitzlos war, dem Besitz nichts bedeutete und der ihn verachtete.

Es gibt sogar Menschen, die darum beten, daß ihre Feinde vernichtet werden mögen. Wohlverstanden – Feinde, nicht Feindschaften! Natürlich betet man immer von der Plattform aus, auf der man steht. Der eine, der um das Geheimnis des Dankens weiß, dankt für alles, was ihm widerfahren ist, und aus dem Danken strömen heilsame Kräfte auf ihn zu. Der andere bedarf gar keiner erlernten Gebetsworte, vielleicht auch keiner eigenen Worte mehr, weil er in der Stille den allumfassenden Gott in sich selbst, in seinem Zimmer, in allen Dingen gegenwärtig weiß und weil er sich nur auf diese Gegenwart besinnt.

So sagt Mechthild von Magdeburg: „Das Gebet hat eine große Kraft! Es macht ein sauer Herz süß, ein traurig Herz froh, ein arm Herz reich, ein blöd Herz kühn, ein blind Herz sehend, eine kalte Seele brennend."

Aber es gibt eine noch tiefergreifende Form des Gebets, das ist, wenn der Mensch sein ganzes Leben zu einem Gottesdienst macht. Auch das kann er nicht mit dem Intellekt vollbringen; dazu bedarf es einer nicht geringen Portion Kindlichkeit, des Geborgenheitsgefühls und der Freude.

Und es bedarf der Heiligung des Alltags. Aus solcher Gesinnung werden unter den Händen des Menschen alle Dinge heil. – Wie soll ich es Ihnen erklären? Sie glauben mir nicht so recht. Aber Sie selbst haben es schon wiederholt erlebt. Da kamen sie vielleicht in eine elegante und gepflegte, geschmackvolle Wohnung, aber es erschien Ihnen dort alles tot, langweilig, und Sie waren froh, sie wieder zu verlassen.

Oder Sie kamen in eine Wohnung, in der die Menschen in Unfrieden miteinander lebten, Sie erlebten das, was man „dicke Luft" nennt. Sie haben diese atmosphärische Störung ganz genau gespürt! – Und dann betraten Sie manchmal eine Wohnung, die vielleicht durch gar nichts Besonderes interessant war, und da fühlten Sie sich wohl und behaglich, ohne es sich erklären zu können. Aber wahrscheinlich wohnte in jener Wohnung ein guter

Geist, jemand, der seine Menschlichkeit den Wänden und den Gegenständen aufprägte.

Der Inder hat ein sehr feines Empfinden für solche Strahlungen. Er sagt: „Die Stätte, die ein guter Mensch betritt, ist geweiht!“ Und wenn Sie sich erinnern, weisen oder reifen oder gütigen Menschen begegnet zu sein, so werden Sie noch wissen, daß Sie in der Gegenwart dieser Menschen sich geborgen, gelöst, froh und leicht fühlten und daß Sie sich nicht nur wünschten, solch einen Menschen zum Freund zu haben, sondern sogar glaubten, Sie wären bereits sein Freund! Das ist das Geheimnis des „heilen“ Menschen, daß er auch anderes und andere heil macht.

Gerade in der zwangsweisen Isolierung wird Ihnen die Gelegenheit geboten, das Beten neu zu üben. Auch dieses bedarf des Übens, wie alles Tun im Leben! Vielleicht werden Ihnen aus solcher Übung mehr Kräfte zufließen als aus den Medizinen und Spritzen. Zum mindesten werden sich aber die Kräfte Ihres Gebets vereinen mit den ehrlichen und brüderlichen Bemühungen der Ärzte und Schwestern und den Sorgen und Gebeten der Ihnen nahestehenden Menschen.

Schämen Sie sich auch nicht, sie zu bitten, sie möchten für Sie beten. Früher war das eine ganz natürliche Bitte. Wie wohltuend ist es für einen einsamen Menschen (und in den letzten Dingen sind wir alle einsam), zu wissen, daß nicht nur zur Zeit des Krankenbesuchs, sondern zu verschiedenen Zeiten des Tages und der Nacht es Menschen gibt, die an uns mit guten Gedanken denken und für unser Heil beten.

Ich erinnere mich eines Erlebnisses aus vergangenen Tagen. 1914 fuhr meine Mutter, an der ich sehr hing, für viele Wochen in die Kirgisensteppe an der Wolga. Die Post brauchte damals fast zwei Wochen. Wir beide litten sehr unter der Trennung. Beim Abschied kam uns eine Idee. Wir verabredeten uns, jede Nacht zu bestimmter Zeit den Großen Bären, der immer am Himmel stand, in Gedanken an den anderen anzuschauen. Ich weiß noch wie heute, welch heiliges Beben mich erfaßte, wenn ich daran dachte: „Jetzt steht irgendwo, Tausende von Kilometern entfernt, der mir nächste Mensch und sendet mir über ein ganz fernes Gestirn seine liebenden Gedanken!" Sehen Sie, auch das ist Beten!

Stehen Sie in der Kindschaft Gottes, so brauchen Sie auch in der tiefsten Not und Krankheit nicht laut zu schreien und zu hadern. Sie wissen, daß er Sie hört, und Sie geben sich in seine Hände.

So erzählt Martin Buber von Nachschon ben Aminadab, daß er, als Israel am Schilfmeer stand, noch ehe es gespalten war, hineinsprang, und als das Wasser ihm zum Halse reichte, sprach: „Hilf, Herr, die Wasser gehn ans Leben." Er schrie nicht, er sprach es mit sanfter Stimme, denn sein Glaube war groß, und alles, was geschah, war natürlich.

Natürlich ist eine solche Gabe des Gebets eine Gnade. Aber glauben Sie nicht, daß wir den Kelch unserer Seele für die Gnade leer und offen halten müssen? Glauben Sie denn, daß Gott durch verrammelte Türen zu uns komme?! Er hat Zeit zu warten. Und das bewirkt die Übung des Betens, daß wir uns lösen, daß wir uns öffnen, daß wir ein Gefäß werden.

Rilke zeichnet den Zustand des von Gott Überwundenen in einem Gedicht:

Wie ist das klein, womit wir ringen,
was mit uns ringt, wie ist das groß;
ließen wir ähnlicher den Dingen,
uns so vom großen Sturm bezwingen, –
wir würden weit und namenlos ...

Wen dieser Engel überwand,
welcher so oft auf Kampf verzichtet,
der geht gerecht und aufgerichtet
und groß aus jener harten Hand,
die sich, wie formend um ihn schmiegte.
Die Siege laden ihn nicht ein.
Sein Wachstum ist: der Tiefbesiegte
von immer Größerem zu sein.

Wenn der Apostel Paulus den Satz ausspricht: „Betet ohne Unterlaß“, so meint er gewiß kein sauertöpfisches Beten mit dem berühmten Umsichschauen, ob es wohl auch alle sehen und ob wohl auch alle gebührend beten. Er meint eben das, was dem frohen, dem geborgenen Beter geschieht – daß Gott in ihm zu singen anfängt. Und dann wird er heil, auch wenn er krank, gebrechlich oder alt ist. So sagt der Dichter Waldemar Bonsels einmal: „Wie vielen ist nicht aus ihrer Krankheit, ihrem Elend, ihrer Schmach ihr Gott erstanden. Sie haben ihn, solange sie gesund und sauber waren, weder gekannt noch gesucht.“

SPANNUNG — ENTSPANNUNG

Sie klagten in der letzten Zeit über unangenehme Spannungsgefühle in der Brust, in der Herzgegend und zum linken Arme ziehend. Sie meinten, es wäre, als ob innen etwas verhärtet, angestrengt sei. Ist es Ihnen noch nie aufgefallen, daß man immer über Spannungen *klagt*?

Entspannungen tun auch nicht weh; sie sind offenbar wohltuend. Sprechen wir doch in der Politik und in der Familie von Spannungen, wenn zwischen den Menschen oder den Völkern etwas nicht in Ordnung ist. Die Spannung, die über die Entspannung vorherrscht, ist also etwas Ungesundes, Nicht-sein-Sollendes.

Mir drängt sich ein Bild auf: Einem gelehrigen, gutartigen Pferd läßt man die Zügel locker, bei einem wilden Roß zieht man sie stramm an. Es ist dem Pferd unangenehm, aber nur so hat man es in der Hand. Bei einem Rennen dagegen sind nicht nur die Zügel, auch die Nerven sind auf das höchste angespannt. Aber solche hochgradige Spannung läßt sich ohne Schaden nur kurze Zeit ertragen.

Das Kennzeichen der Harmonie in der Natur und im Bereich der Lebewesen ist das Gleichgewicht von Spannung und Entspannung. Schauen Sie die Tiere an, wie wunderbar, wie begeisternd, wie elegant jede ihrer entspannten Haltungen und Bewegungen ist. Wir bewundern an ihnen die gesammelte Kraft, wenn sie sich bewegen, aber noch mehr die Anmut der Ruhe, des Räkelns, des Schlafs und des Spielens.

Der erwachsene Abendländer hat diese Fähigkeit eingebüßt, weil bei ihm die Spannung über die Entspannung vorherrscht, weil er sich kaum noch zu entspannen vermag.

Nur Völker, die noch in enger Bindung an die Natur leben, und Kinder üben unbewußt die Kunst der Entspannung. Überlegen wir gemeinsam, welche Gruppe von Menschen sich zu entspannen vermag, bzw. bei welcher noch ein Gleichgewicht zwischen Spannung und Entspannung besteht. Der glückliche Mensch besitzt es, sagen Sie. Ja, und der Gütige, der Weise. Angelus Silesius prägt den schönen Vers:

Der Weise, welcher sich hat über sich gebracht,
der ruhet, wenn er läuft, und wirkt, wenn er betracht't.

Aber wir werden weder von der Familie noch von der Schule zum Glücklichsein, zur Güte und zur Weisheit erzogen. Unsere Ideale sind Leistung, Wettbewerb, Erwerb; alles Dinge, die eine Spannung erfordern. Und so geraten wir schon im frühen Schulalter in den Sog der Spannungen, die mit dem fortschreitenden Alter immer größer werden und der Entspannung immer weniger Raum lassen.

Es geht uns allen dann wie dem Zauberlehrling: „Die Geister, die du riefst, die wirst du nicht mehr los!" Wir verschütten in uns das Glücklichsein, das Gelassensein. Unser Körper, der das Instrument der Seele ist, antwortet auf alle Verspannungen und Verstimmungen mit seinem Organgeschehen. In Angst und Aufregung sondert die Nebenniere Adrenalin aus, das die Gefäße verengt. Gleichzeitig verengen sich auch die Gefäße, die das Herz ernähren, der Blutdruck steigt an.

Geschehen solche Spannungen dauernd, so kann es zu chronischen Verbrauchserscheinungen in unserem Organismus kommen, wir erkranken an hohem Blutdruck, oder an Herzgefäßverkrampfungen, oder an Kopfschmerzen, oder an Asthma, oder an Magengeschwüren. Die heutige medizinische Wissenschaft bringt diese Erkrankungen vielfach mit den seelischen Zuständen des Menschen in Zusammenhang.

Wir leben in ständiger Hast, in Arbeitsüberlastung. Das Dasein bietet uns eine Unmenge von scheinbar köstlichen Genüssen, die für das Leben unerläßlich scheinen: ein Auto, einen Kühlschrank, ein Radio, ein Grammophon, ein Fernsehgerät, einen Staubsauger, einen Photoapparat, ein Magnetophon. Für diese teuren und nicht immer notwendigen Dinge arbeitet oft die ganze Familie, rackert sich ab, gönnt sich keine Feierstunde und verliert in dem ständigen Rennen nach Gewinn die Fähigkeit, die erworbenen Dinge zu genießen. Die Freuden und der echte, stille Genuß werden immer kürzer und fadenscheiniger. Der Mensch springt aus seiner gottgeschaffenen Mitte heraus und sucht die Verwirklichung nur noch außerhalb seiner selbst.

Er beneidet diejenigen, die mehr oder teurere Gebrauchsartikel besitzen, und verliert an seinem Besitz die Freude, weil er den Besitz des anderen anstrebt. Wir haben den Maßstab verloren. Der Begriff der Bescheidenheit existiert nicht mehr.

Ich denke an ein Erlebnis, das ich als typisch empfinde. Ich hatte Patienten, die ein Kind erwarteten. Da sie arm waren, wollte es die Mutter nicht austragen. Ich redete ihnen ernstlich ins Gewissen und brachte sie von dieser verantwortungslosen Tat ab. Als das Kind dann kam, war die Freude groß. Nach einer Weile kam der Vater und bat mich, ihm eine recht ansehnliche Summe zu borgen, er brauche sie für den Kinderwagen. Ich stellte ihm vor, daß man einen Kinderwagen schon für den halben Preis kaufen könne. Er meinte aber, seine Nachbarn hätten auch einen solchen Wagen, und da könne er doch nicht zurückstehen!

Wir haben keine natürliche Güte und Zuwendung zum Menschen mehr. Wir werden in Politik, Familie und Beruf zunehmend mißtrauischer. In zwischenmenschlichen Beziehungen glauben wir, daß man uns nicht genug achte, daß man uns betrügen oder übervorteilen möchte, oder wir fühlen uns durch kleine Bemerkungen, mit denen wir gar nicht gemeint sind, gekränkt und in unserer Würde herabgesetzt. Das macht uns mißmutig und verdrossen, wir sind verstimmt. Nach und nach trauen wir den Menschen nicht mehr; tun sie uns etwas Gutes, wittern wir dahinter eine Falle oder eine unredliche Absicht. Wir schließen uns ab, wir verlieren die Fähigkeit, Freunde zu gewinnen, wir vereinsamen.

Unser Organismus reagiert dementsprechend. Entweder werden wir magenkrank, weil unser Magen die Dinge ebensowenig anzunehmen bereit ist wie wir. Oder unser Darm benimmt sich so wie wir; er ist nicht bereit, etwas, was er eingenommen hat, wieder herzugeben. Dann rennen wir zum Arzt und zum Apotheker und schlucken Unmengen von Abführmitteln, nur weil wir nicht mehr entspannen, nicht mehr gelassen sein, nicht mehr loslassen können!

Und dann die Angst, die jeden von uns plagt. Angst in der Politik vor dem bösen, dem gottlosen, dem verbrecherischen Nachbarn, egal ob in Ost oder West, Nord oder Süd. Der andere ist immer der böse, der ehrlose. In meinem Wohnzimmer hängt ein zwei Meter langer russischer Holzschnitt aus dem sechzehnten Jahrhundert, die Schlacht des russischen Großfürsten Dimitri vom Don gegen den Tataren Chan Mamai darstellend. Die Überschrift lautet: „Der siegreiche Feldzug des gottgesegneten Selbstherrschers der Russen Dimitri Ioannowitsch gegen den verdammten, ehrlosen und gottlosen Chan der Tataren

Mamai, den er durch Gottes Hilfe geschlagen hat." Wie oft, wenn ich gerade die Nachrichten im Rundfunk höre, sehe ich lächelnd zu diesem Bild auf und stelle fest, daß sich im Verlauf der Jahrhunderte nichts, aber auch absolut nichts geändert hat. Es gibt immer noch die ganz Bösen und Gottlosen, und die ganz Guten.

Wir haben Angst vor unserer Entsicherung durch die Politik, vor den Atombomben und Raketen, vor den Nachbarn, vor der Arbeit, vor dem nächsten Tag, vor der Nacht, wenn sie schlaflos ist, vor der Krankheit, vor dem Altern, vor dem Tode, schließlich vor uns selbst. Wir haben immer etwas zu verlieren, was uns zwar notariell, vor Gott aber nicht gehört.

Nichts aber macht uns mehr krank, mehr verspannt als diese Angst. Alle Religionen der Welt predigen uns die göttliche Armut, die Besitzlosigkeit, aber sie predigen tauben Ohren. Und doch wird nur der glücklich und entspannt, der nicht am Besitz hängt und sich nur als ehrlichen Verwalter seiner Dinge und nicht zuletzt seiner ihm anvertrauten Menschen ansieht. Denn Hand aufs Herz, sind wir nicht geneigt, unsere Kinder, unsere Ehepartner, unsere Eltern, unser Gesinde und unsere Freunde als unseren Besitz zu empfinden – und entstehen nicht gerade ungezählte Konflikte und Entfremdungen daraus, daß der andere sich aus diesen Fesseln des Besessenwerdens befreien möchte?

Wie wunderbar ist die Geschichte vom kranken König, der nach der Weisung seiner Ärzte nur geheilt werden konnte, wenn er das Hemd eines Glücklichen anzöge. Als man nach langem Suchen schließlich einen Glücklichen fand, konnte er ihm kein Hemd leihen, weil er keines hatte.

Mir bleibt ein Erlebnis aus meiner Heimat unvergeßlich, dessen Tiefe und Weisheit ich damals als Junge nicht ganz begriffen hatte. Es war ein kalter Winterabend in Moskau. Mein Vater und ich kamen aus einer Vorstellung und fanden einen älteren, zerlumpten Mann auf dem gefrorenen Boden in einer Mauernische unter einer Holzbank liegen. Mein Vater weckte den Schläfer, der sehr ungnädig darüber war. Er forderte den Mann auf, er möge sich doch lieber auf die Bank legen. Jener schaute meinen Vater und mich verweisend an, machte das international bekannte Zeichen mit dem Finger gegen die Stirn und sagte: „Wie dumm du bist. Von der Bank kann man doch herunterfallen! Das kann man von der Erde nicht! Niedriger als die Erde gibt es nichts!“ Dann drehte er sich um und wollte ungestört weiterschlafen. Mein Vater sagte verärgert: „Wenn du erfrieren willst, dann schlaf in Gottes Namen weiter!“ – Der Mann antwortete zum letzten Mal: „Schlaf du mal so gut wie ich, du im Pelz!“ – Damals war ich teils empört, teils verstimmt, aber die tiefe Weisheit dieses Verhaltens begriff ich erst Jahrzehnte später, als meine geistigen Sinne für die Philosophie des Zen-Buddhismus offen wurden.

Natürlich sollen Sie sich nicht in der Kälte auf den Fußboden legen, auch nicht unter das Bett, aber Sie fragen mich so oft Dinge, die ich als Arzt nicht zu beantworten vermag.

Woher kommt Ihre Krankheit, warum wurden gerade Sie davon befallen, worin mögen die Ursachen und die auslösenden Momente liegen? Seien Sie ehrlich zu sich selbst! Haben Sie in den letzten Jahren sich je Zeit genommen, über sich selbst, über Ihre Beziehung zum Leben, zu den nahen und fernen Menschen nachzudenken? Haben Sie Ihre Positionen geprüft, wie es der Kapitän auf hoher See tut? Nein, Sie haben alles laufen lassen, wie es lief! Und es hat Ihnen niemand gesagt, daß auch Sie ein Kapitän sind, der Kapitän Ihres Lebensschiffes, und daß auch Sie sich nach einem vorgeschriebenen Kurs zu richten haben.

Es muß natürlich nicht so sein, daß Ihre gegenwärtige Erkrankung mit seelischen Dingen etwas zu tun hat. Man wird sicherlich so etwas nicht eindeutig beweisen können; das Leben ist so vielschichtig, und es spielen viele Faktoren mit. Aber Sie haben hier die nie wiederkehrende Gelegenheit, in Ruhe nachzudenken, zu überlegen, ob alles wirklich immer so herrlich und richtig war, was Sie taten und dachten, oder ob nicht einiges revidiert werden sollte.

Sie fragen, wie?! Indem Sie gelöster, entspannter und gelassener werden. Das Entspannen – das werden Sie erleben, sobald Sie anfangen es zu üben – ist ein geistiger Vorgang. Sie können ja nicht einmal eine ganze Minute lang reglos auf dem Rücken liegen, oder tief ein- und ausatmen, oder die Gliedmaßen ruhig halten. Alles fängt an zu zappeln und zu jucken.

Entspannen können Sie also nur aus dem seelischen Bezirk, aus einer veränderten Einstellung zum Leben, aus einem neuen Erlebnis der Sicherheit und Geborgenheit. Wo können wir anders eine echte Geborgenheit finden als im geistigen Bezirk, als in der Erfahrung, daß ohne den Willen Gottes uns kein Haar gekrümmt werden kann, wie Christus sagt.

Auch das, was uns zunächst als böse, als Unglück erscheint, wird vielleicht später, nach einigen Wochen oder Jahren, von uns als eine Schicksalswende angesehen und bejaht werden. Denken Sie doch rückblickend an so viele Ereignisse Ihres Lebens, von denen Sie glaubten, Sie könnten sie nicht überleben, sie würden das Ende Ihres Lebens bedeuten. Wie anders erscheinen sie Ihnen jetzt!

Sie sehen mich etwas ratlos an, weil Sie erwarten, ich würde Ihnen ein Rezept geben, Ihnen sagen, wie man sich entspannt, wie man zu dem Gefühl der Geborgenheit gelangt, wenn man es nie wirklich und ganz erlebt hat, nicht einmal in der Kindheit, weil auch die liebendsten Eltern einem keine vollkommene Geborgenheit bieten können.

Aber dem Menschen, der sich als kleinster, notwendiger Teil dieses Kosmos, als eines der ungezählten Kinder Gottes – in die alle lebende Kreatur eingeschlossen ist – erlebt, der sich von sich selbst abwendet und sich den anderen in Güte und Hilfe zuwendet, diesem wird das Erlebnis der Geborgenheit zuteil. Je kleiner in solcher Weltoffenheit und Bejahung Ihr eigenes wichtiges Ich wird, um so größer wird es, um so mehr werden schlechte Launen, Verstimmtheiten, Erregungen, Ärgernisse, Mißtrauen, Empfindlichkeiten schwinden, und Sie werden entspannter, ruhiger, freundlicher und gesünder – wenn auch die Gallenblase weiterhin Ihre Steine behält. Angelus Silesius sagt:

Mensch hüte dich vor dir! Wirst du mit dir beladen,
du wirst dir selber mehr als tausend Teufel schaden!

Und Sie werden noch etwas Unerwartetes erleben. Die Welt, die Ihnen arm und dürftig erschien, zeigt sich Ihnen mit einemmal voller Reichtum und Schönheit. An Menschen, an denen Sie bisher nichts Besonders fanden, die Sie bestenfalls langweilten, entdecken Sie eine Menge liebenswerter Eigenschaften; Sie finden, daß jene viel mehr Gutes und Helfendes tun, als Sie es je geahnt hätten. Und während Sie vorher glaubten, einsam zu sein, kommen plötzlich Menschen zu Ihnen, bitten Sie um Rat und Hilfe; und Sie werden inne, wie schön es ist, Hilfe zu spenden, auf die Beschwerden der Menschen zu horchen und ihnen freundschaftlichen Rat zu erteilen. Und dann fällt es wie Schuppen von Ihren Augen und Sie wissen plötzlich, was es heißt, gelassen zu sein, und Sie begreifen das Wort desselben Angelus Silesius, der sich selber einen Engel nannte, weil auch er ein Bote, ein Dienst-Bote Gottes war:

Halt an, wo läufst du hin, der Himmel ist in dir!
Suchst du Gott anderswo, du fehlst ihn für und für!

UNSER ATEM

Nein, es war nur ein kleiner Infekt, es war keine Lungenentzündung, wie wir zuerst befürchtet haben. Natürlich ist man durch das lange Liegen besonders gefährdet. Schließlich arbeitet der Organismus im Bett nur mit Sparflamme; durch die mangelnde Bewegung wird der sogenannte Verbrennungsprozeß im Körper gehemmt. Außerdem: wer von uns Abendländern atmet denn schon richtig durch. Seit Jahrhunderten haben wir jegliche Atemkultur eingebüßt.

Ja, Sie haben sich nicht verhört. Ich sprach von Atemkultur. Erst langsam, durch die Begegnung mit Indien und seiner Kultur, besonders seiner körperlich-seelischen Schulung, die man dort „Yoga“ nennt, haben wir etwas von der heilbringenden geistigen Atmung erfahren. Allerdings lehren uns die ältesten schriftlichen Zeugnisse des Christentums, daß auch wir früher eine Schule des Atems besaßen.

Schon allein der Ausdruck „Atem“, oder der altbiblische „Odem“, der Hauch, den Gott dem ersten Menschen als Seele, als Geist eingeblasen hat, deutet auf etwas zutiefst Geheimnisvolles und Geistiges hin. Der Grieche nennt es „Pneuma“, das gleichzeitig Geist und Luft heißt. „Hagion Pneuma“ aber ist der Heilige Geist. In den slavischen Sprachen sind die Wortwurzeln „Duch“ für Luft, Atmen, Seele und Geist identisch. Und im Sanskrit heißt es „Prana“. Auch hier ist nicht nur der chemische Stoff Luft gemeint, sondern das geistige, feinstoffliche Element, das unsere Atmosphäre bildet.

Wenn wir also Atmen oder Prana yama sagen, meinen wir, daß wir nicht nur Luft oder Sauerstoff zur inneren

Verbrennung den Lungen und den Gefäßen des Körpers zuführen, sondern daß wir uns mit einem geistigen Stoff füllen.

Wie lebensnotwendig gerade dieser Stoff für unser Leben ist, können wir daraus ersehen, daß es uns möglich ist, viele Tage ohne Nahrung zu leben; manche Hungerkünstler brachten es bis zu neunzig Tagen! Auch ohne Flüssigkeit können wir eine Weile leben – nicht aber ohne Luft.

Allerdings meinen die Yogis nicht nur die Physiologie des Verbrennungsprozesses, sondern weit mehr. Sie meinen, daß wir beim Ein- und Ausatmen und beim Atemhalten uns mit den geistigen, den kosmischen Kräften füllen, die im Weltall vorhanden sind. Im Atmen verbinden wir uns mit der geistigen Welt und nehmen Teil an ihr.

Hören wir, was ein christlicher Mönch, Gregor Sinaita († 1346) darüber sagt: „Du weißt Bruder, daß der Atem, den wir einziehen, Luft ist; wir atmen sie aber nur unseres Herzens wegen ein. Denn die Luft ist die Ursache unseres Lebens und der Wärme in unserem Leibe. Das Herz zieht daher den Atem an und treibt die eigene Wärme durch den Atem wieder hinaus, um sich so Kühlung zu verschaffen. Die Urheberin, oder besser die Dienerin dieser Einrichtung ist die Lunge, von Gott zwar als ein zerbrechliches Gebilde erschaffen, aber doch imstande, die umgebende Luft wie ein Blasebalg und ohne Schmerzen hinein- und herauszupumpen. So zieht das Herz die kalte Luft an und stößt die warme wieder hinaus und erweist der Kreatur unentwegt den Liebesdienst zu ihrer Erhaltung …

Du aber, wenn du in deiner Zelle sitzest und deinen Geist sammeln willst – ziehe durch die Nase ein, durch die der Atem zum Herzen kommt, treibe ihn an und dränge ihn ins Herz hinunter, zusammen mit der eingeatmeten Luft. Wenn er da eintritt, wird alles, was nachher kommt, voll Freude und Jubel sein, so wie der Mann, der lange von zuhause fort war, nach seiner Rückkehr nicht weiß, was er vor Freude anfangen soll – ebenso wird der Geist, nachdem er sich mit der Seele vereinigt hat, von unaussprechlicher Lust und Freude erfüllt werden!"

Wieviel Wissen um den physiologischen Vorgang und wieviel Weisheit und Lebensfreude klingen uns aus diesen sechs Jahrhunderte alten Anweisungen entgegen!

Und ein anderer großer Lehrer der Menschheit, Buddha, sagt in der Lehre von der Achtsamkeit (Satipatthana) über die Kunst des Atmens: „Da ist hier, o Mönche, ein Mönch in den Wald gegangen, an den Fuß eines Baumes oder in eine leere Behausung. Er setzt sich nieder, mit verschränkten Beinen, den Körper gerade aufgerichtet, die Achtsamkeit vor sich gewärtig haltend, und achtsam eben atmet er ein, achtsam atmet er aus.

Lang einatmend weiß er: »Ich atme lang ein.« Lang ausatmend weiß er: »Ich atme lang aus.« Kurz einatmend weiß er: »Ich atme kurz ein.« Kurz ausatmend weiß er: »Ich atme kurz aus.« »Den ganzen Körper empfindend, werde ich einatmen«, so übt er; »den ganzen Körper empfindend, werde ich ausatmen«, so übt er. »Die Körperfunktion beruhigend, werde ich einatmen; die Körperfunktion beruhigend, werde ich ausatmen«, so übt er ..."

Und die indischen Yogis empfehlen uns, mehrmals am Tage in völliger Entspannung einige wenige Minuten bewußt zu atmen, das heißt also, sich nicht mit Luft, sondern mit dem kosmischen Äther zu füllen. Sie geben verschiedene Rhythmen an: Etwa vier oder fünf Sekunden mit der ganzen Brust die Luft tief in die Lunge einziehen und im gleichen Zeitmaß sie wieder so vollständig als möglich herauspressen. Oder eine andere Methode wäre ein Dreierrhythmus, etwa vier Sekunden einziehen, vier Sekunden anhalten und vier Sekunden tief ausatmen. Das würde bedeuten, daß man anstatt der üblichen sechzehn Atemzüge in der Minute, die man unbewußt vollzieht, nur fünf Atemzyklen bewußt ausübt.

Übertreiben Sie nicht, machen Sie es zunächst nur eine einzige Minute, aber viele Male am Tage. Und verbinden Sie in Ihren Gedanken das, was Gregor Sinaita sagt, mit dem, was Buddha anempfiehlt, lassen Sie diesen Stoff wirklich durch Ihren ganzen Körper wandern, in alle Gefäße und in alle Organe, auch in die erkrankten, ganz besonders in die erkrankten! Und denken Sie, daß dieser kosmische Stoff Wärme, also Verbrennung in Ihrem Körper bewirkt. Lassen Sie also in sich die krankmachenden Stoffe verbrennen, auch die schlechten Gedanken und Gewohnheiten! Und atmen Sie tüchtig, bewußt aus, daß auch alle körperlichen Schlacken wirklich mit dem heißen, verbrannten Atem aus dem Körper hinausgestoßen werden!

Stellen Sie sich dabei vor, daß es wirklich noch immer derselbe Odem ist, den Gott unserem Urvater Adam einhauchte, der uns leben läßt.

Sie können aber mit der Übung des Atmens noch eine andere imaginative Übung verbinden, die die indischen Yogis empfehlen. Sie mögen es Selbstsuggestion, oder nach seinem Erfinder J. H. Schultz „Autogenes Training" nennen. Jedenfalls entwickeln Sie in sich ungeahnte Vorstellungskräfte, die Sie sich zunutze machen können. So können Sie Ihren Atem, der als Sauerstoff erst in die Lunge gelangt, von da aber durch jeden Millimeter unseres Organismus dringt, in Ihrer Vorstellung an jedes Organ heranbringen. Es ist beileibe nicht nur eine Autosuggestion, sondern dieses Organ, das Sie sich vorstellen, wird – sicherlich nicht am ersten Tag, sondern nur nach längerem, gelassenem, entspannendem und geduldigem Üben – tatsächlich besser durchblutet!

So können Sie sich beispielsweise im entspannten Liegen vorstellen, daß die kalte eingeatmete Luft als Prana, als kosmischer Atem, als kalter Strom innerhalb Ihres Rückenmarkskanals sich vom Steißbein bis zum Gehirn hinauf bewegt. Beim Ausatmen fühlen Sie einen warmen Strom aus der Tiefe des Gehirns sich zum Steißbein hinab bewegen. Solche Übungen bringen, wie Gregor Sinaita es ausdrückt, innere Erfrischung, Lebensmut und Freude hervor.

Springen Sie mit Ihren Übungen nicht wahllos von Organ zu Organ. Bleiben Sie bei einer Übung! Sie können, wenn Sie diese Übungen in rechter Gesinnung und in rechter Entspannung (seelischer, versteht sich) durchführen, sehr viel für Ihre Gesundheit und Gesundung, aber noch mehr für ihre geistig-seelische Harmonie tun. Denken Sie aber bitte daran, daß ich hier nicht eine westeuropäische Leistung und einen Wettbewerb meine, sondern eine uralte östliche Verhaltensweise, die Gleichmut, Ruhe, Gelassenheit und Entspannung zur Grundlage hat. Steigern Sie also weder die Zeit noch die Häufigkeit dieser Übungen, doch bleiben Sie im Üben konsequent und stetig.

Solche Übungen haben auch noch einen anderen Wert, den der Harmonisierung und Festigung der Persönlichkeit. Sie haben es doch an sich und an anderen schon erfahren: wenn wir erregt sind, geht unser Atem stürmisch; erschrecken wir, so „verschlägt es uns den Atem“; ärgern wir uns, so ist „dicke Luft“, eine Verdichtung der Atmosphäre; haßt man einen Menschen, so will man nicht dieselbe Luft mit ihm atmen. Freude und Glück weiten dagegen die Brust, treiben das Blut in die Wangen und lassen die Augen glänzen.

Es gibt eine sehr seltsame Regulation im körperlich-seelischen Bereich: die Erregung erzeugt schnellen, flachen Atem, es findet keine Erregung statt ohne gleichzeitige Störung im vegetativen System. Nun gibt es Menschen, primitive, unreife, die sich über jede Kleinigkeit aufregen, und es gibt solche, die sich sogar bei gewichtigen Anlässen nicht aus dem Gleichgewicht bringen lassen. Sie sind darum nicht dickfelliger als die anderen, sie sind weiser!

Sie selbst haben einmal geäußert, wie peinlich Ihnen ein Zusammenleben mit solch einem leicht erregbaren, jähzornigen Menschen ist. Aber auch Sie neigen, vielleicht ohne es zu wissen, zu den gleichen Reaktionen der Ungeduld und der Erregtheit. Sie glauben, Sie könnten sie durch Selbstbeherrschung bekämpfen, und werden dadurch nur verkrampfter; die Erregung schlägt sozusagen nach innen! Das vermögen Sie an Ihrem verkrampften Atem immer wieder zu beobachten; und das Herz schlägt dann auch schneller, Sie werden blaß, ja es bricht sogar der kalte Schweiß aus.

Es geht also gar nicht eigentlich um die Selbstbeherrschung, sondern um etwas ganz anderes, etwas viel Geheimnisvolleres – um die innere Reifung. Der Pegel der Empfindungen muß höher geschraubt, die Reizschwelle für Erregungen heraufgesetzt werden! Sie sollen nicht etwa wurstiger werden, Sie können Ihre Sensibilität behalten, sie ist eine wertvolle Gabe; Sie sollen aber den Dingen und Menschen gegenüber gütiger werden, verzeihender, verstehender und milder.

Der Chinese prägt das Bild vom Bambus: elastisch, biegsam, schlank. Kommt ein Sturm, er beugt sich zur Erde; ist dieser vorbei, er richtet sich in seiner alten Schönheit und Pracht wieder auf. Eine starre Eiche wird von diesem gleichen Sturm entwurzelt und umgeworfen.

Der Japaner, der ein Meister in der Übung der Persönlichkeit und in der Übung des Atems ist, lernt unbewußt am Beispiel seiner Eltern, seine aufkeimenden Affekte und Verstimmungen durch die Regulierung der Atmung zu meistern, sie sozusagen im Entwicklungsstadium zu ersticken, ohne daß er selbst daran erstickt. So sagt Graf Karlfried von Dürckheim, einer der größten Kenner Japans, in seinem Buch „Kultur der Stille“ darüber: „Nie außer Atem zu kommen und, wo immer das droht, sich alsbald wieder im Rhythmus des geübten Atems zu fangen, ist ein Grundgesetz japanischer Haltung und Bildung. Dem einmal aufmerksam Gewordenen kann es nicht mehr entgehen, wie sich der Japaner, sobald ihn etwas erregt, auf seinen Atem besinnt und, indem er ihn reguliert, zugleich sein Gleichgewicht wiederherstellt. Vor jeder besonderen Leistung sammelt er sich in der Ordnung des Atems. Wo der Mensch in voller Wachheit teil hat am großen »es atmet«, ist er von dorther Herr seiner Glieder und seines Geistes ... So bereitet sich der Maler wie der Tänzer, der Schauspieler wie der Schwertschmied, der Töpfer wie der Geschichtenerzähler, der Teemeister und der Meister des Bogens, aber auch der Kaufmann und der Staatsmann durch die im Stillsitzen gepflegte Übung des Atems auf Werk, Tat und Entscheidung vor.“

Sie sehen daraus, daß es noch Gegenden auf unserer Erde gibt, wo der Atem nicht nur ein automatisches Aufsaugen von Luft ist, wo er dem geistigen Leben, der Erziehung, den zwischenmenschlichen Beziehungen und der inneren Reifung dient. Wir können in unserem seelisch ausgelaugten Abendlande in dieser Hinsicht vom Osten sehr viel lernen.

Aber unser deutscher Meister Goethe wußte es auch. In seinem „Westöstlichen Divan“ sagt er:

Im Atemholen sind zweierlei Gnaden:
Die Luft einzuziehen, sich ihrer entladen;
Jenes bedrängt; dieses erfrischt;
So wunderbar ist das Leben gemischt.
Du danke Gott, wenn er dich preßt,
und dank ihm, wenn er dich wieder entläßt.

VOM DANKEN

Sie hatten heute morgen der kleinen hübschen Schwesterhelferin einen Strauß gelber Fraisien geschenkt, um ihr dadurch Ihre Anerkennung und Ihren Dank für die Pflege auszudrücken. Sie nahm sie mit einem kurzen Kopfnicken an sich und dankte nicht einmal. Nun sind Sie enttäuscht, weil der Dank so spärlich ausgefallen ist, und Sie glauben, die Freude, die Sie bereiten wollten, habe ihr Ziel nicht erreicht. Ich glaube doch, daß die junge Schwester sich über Ihre spontane Gabe gefreut hat, nur hat sie nicht die rechte Geste gefunden, dieser Freude Ausdruck zu verleihen. So ist diese Gabe einseitig geblieben, Sie sind nicht der Gegenfreude des Dankes teilhaftig geworden!

Wir sind uns darüber einig, daß das Danken, der Ausdruck des Dankes oder der Freude über ein Geschenk, heute selten geworden ist. Die Menschen nehmen Geschenke, Gaben und Sendungen des Schicksals allzu selbstverständlich an und denken gar nicht daran, zu einer Gegengabe bereit zu sein.

Doch liegt im Schenken das tiefere Geheimnis: daß der Schenkende durch die geäußerte Freude des Beschenkten selbst eine Gabe erhält. Wie selig sind wir, wenn wir erleben dürfen, daß sich der Beschenkte so recht von Herzen freut; und wie leer gehen wir aus, wenn das Geschenk keine Freude erzeugte oder achtlos, wie ein wertloses Ding beiseite geschoben wurde, oder wenn darauf gar keine seelische Reaktion erfolgte. Das Schenken ist ja nur zum geringsten Teil eine Übergabe von Besitz; was wirklich dahintersteht, ist, daß ein anderer Mensch sich um uns bemüht, sich in Gedanken mit uns beschäftigt, sich Opfer auferlegt und sich selbst daran erfreut, uns eine Freude zu bereiten.

Es ist also ein Unterschied, ob ein reicher Mensch seinem Diener einen Scheck ausstellt und ihm den Auftrag gibt, den oder jenen Gegenstand für uns als Geschenk zu erwerben, oder ob dieses Schenken eben anders, behutsam, suchend, überlegend, liebevoll geschieht.

Wir rücken sozusagen in den Gefühls- und Gedankenkreis des anderen ein! Was da geschieht, ist ein Zauber, ein Erlebnis ganz eigener Art. Zwar verbleiben wir in uns selbst, und doch sind wir gleichzeitig, sogar ohne es zu wissen, mit einem Teile unserer Seele in den Gedankenkreis eines anderen getreten. Durch ein Geschenk, durch einen Brief, durch einen Anruf, eine Einladung wird uns bewußt, wieviel wir einem anderen bedeuten, und das gibt uns die Selbstbestätigung. Keiner von uns lebt letzten Endes durch sich allein. Wir alle leben dadurch, daß wir durch die anderen in unserem Lebenssinn bestätigt werden.

Haben Sie schon wirklich vereinsamte, alte oder junge Menschen gesehen, die ganz allein sind, um die sich niemand kümmert, die niemand anspricht? Wie grenzenlos verlassen sind sie, da sie wie vereinsamte Geschosse in einem von Lebewesen erfüllten Weltall nur noch um sich selbst kreisen!

Sie waren nun enttäuscht, daß die kleine Schwester Ihre Freude des Gebens durch eine ungenügende Erwiderung geschmälert hat. Sind Sie aber selbst ganz sicher, daß Sie auf kleine und große Gaben immer richtig reagieren, daß Sie immer gebührend „danke“ sagen?!

Viele meiner Kollegen und besonders die Schwestern und Pfleger resignieren und verhärten in ihrer schweren und aufopferungsvollen Arbeit, weil sie zu wenig Dank ernten. Nicht etwa, daß sie diesen Dank erwarteten! Sie tun ihre Pflicht ohne solche Erwartung, aber sie geben immer ihren ganzen Menschen, ihre ganze Kraft, Intensität, ihr Wissen und Können und auch ihre Liebe und ihre Fürsorge dem Kranken, der es oft, um nicht zu sagen meist, als etwas ganz Selbstverständliches hinnimmt. Er steht auf dem Standpunkt: dafür wird bezahlt, das gehört zu dem Dienst und zu den Obliegenheiten, dafür ist der Betreffende da, und es ist das Recht des Patienten, die beste Pflege zu erhalten. Gewiß ist es sein Recht. Aber er sieht diese Dinge unter einem vielleicht merkantilen oder bürokratischen Gesichtswinkel, und das ist falsch.

Sie können beim Metzger ein Pfund Schinken für vier Mark kaufen und verlangen, daß er gut und frisch sei. Sie können aber nicht in gleicher Weise vom Arzt gegen einen Krankenschein oder für ein Honorar Gesundheit kaufen, wenn es auch sein Beruf ist, Ihre erschütterte Gesundheit wiederherzustellen.

Der Unterschied ist der: wenn der Metzger seine Ware abgegeben hat und Sie ihn bezahlt haben, ist das Geschäft zwischen Ihnen beiden beendet.

Der Arzt, den Sie um Hilfe bitten, muß sich mit Ihnen beschäftigen, er nimmt einen Teil von Ihrem Schicksal auf sich, er denkt über Sie nach, er grübelt über die Zusammenhänge zwischen Person, Schicksal und Krankheit. Er weiß sich für Sie verantwortlich. Es geschieht also zwischen Ihnen das Geheimnis einer Bindung. Sie wissen selbst, wenn diese Bindung, die wir Sympathie oder Vertrauen nennen, nicht zustandekommt, dann ist auch der Heilungsprozeß gefährdet. Ähnliche Beziehungen gestalten sich zwischen Ihnen und den Menschen, die mit Ihrer Pflege betraut sind.

Ist es da nicht richtig, daß Sie diesen Menschen danken, um ihnen eine kleine Anerkennung für ihren Dienst an Ihnen zu spenden? Es ist nur eine kleine Geste; aber der andere erlebt, daß Sie seine Sorgen und Mühen um ihn anerkennen und daß Sie begriffen haben, daß diese Arbeit kein Geschäft, sondern ein Opfer ist. Einen Arzt oder eine Schwester, die diese Arbeit übernommen haben, um Geld damit zu verdienen, die gibt es nicht; es gibt kein Entgelt, durch das man die Arbeit und den Dienst am Nächsten bezahlen könnte! Dieses Tun kann nur aus einer „anima naturaliter christiana", wie es der Heilige Augustinus ausdrückt, kommen, aus einem wahrhaft christlichen Urgrund, nach dem Worte des Heilands: „Was Ihr getan habt einem unter diesen meinen Brüdern, das habt Ihr mir getan" (Matthäus 25).

Natürlich ist Ihr Danken nur ein Wort, wie Sie sagen; aber es ist auch viel mehr als ein Wort, es kommt darauf an, ob Sie es nur mit Ihren Lippen sprechen, oder ob es aus dem Herzen kommt. Dann aber werden Sie zum Verbündeten der Ärzte und Schwestern, weil Sie um das wahre Geheimnis ihres Tuns wissen. So gewinnt das, was zunächst vordergründig erscheint, eine ungeahnte Tiefe.

Sie haben sich schon gewundert, warum die Ärzte oder Schwestern sich gegenüber den Patienten verschieden verhalten in ihrer Zuwendung, in Freundlichkeit oder in Strenge. Ich erinnere mich, daß Sie einmal sogar meinten: Sie seien doch alle Patienten; warum werden Sie aber verschieden behandelt? Vielleicht begreifen sie es jetzt im Gespräch, daß die Sorgfalt der Behandlung zwar immer die gleiche ist, daß aber die Schicht, aus der die Beziehungen zwischen Arzt und Patient, oder Schwester und Patient stammen, verschieden sein kann. Es ist wie die Liebe zu den Kindern: man hat sie alle lieb, aber jedes auf eine andere Weise. Und es liegt nicht nur am Arzt, es liegt nicht zuletzt am Patienten, in welcher Schicht der Persönlichkeit die Begegnung stattfindet.

Etwas resigniert meinen Sie, eigentlich hätten Sie im Leben gar nicht viel zu danken gehabt, dieses hätte Sie ganz schön gebeutelt. Ob dieser Standpunkt richtig ist? Der Apostel Paulus schreibt einmal an die Thessaloniker: „Seid allezeit fröhlich, betet ohne Unterlaß, seid dankbar in allen Dingen." Und an Timotheus: „Denn wir haben nichts in die Welt gebracht; darum offenbar ist, wir werden auch nichts hinausbringen. Wenn wir aber Nahrung und Kleider haben, so laßt uns genügen."

Es geht Ihnen im Leben wie uns allen; Sie machen eine falsche Buchführung, Sie buchen auf die Sollseite, was auf die Habenseite gehört. Nicht umsonst sagt uns Paulus: wir sind nackt ins Leben getreten und werden ohne Besitz wieder heraustreten. Also gehört alles, was über die Nacktheit hinausgeht, auf die Seite des Gewinns. So betrachtet, sieht aber das Buch des Lebens ganz anders aus, und es gibt täglich und stündlich Dinge, für die wir danken sollten. Angefangen bei den Eltern, die unablässig für uns sorgten und denen wir immer schlecht gedankt haben, und aufgehört bei all den kleinen Freuden (von den großen gar nicht zu reden), die uns der Alltag beschert: das gute Wetter, die Wärme des Sommers und die Sonne des Winters, die Gesundheit, die Arbeit, der Verdienst, die Familie, die Freude an den Kindern, die Freunde und die Bekannten, ein gutes Buch, ein Besuch im Theater, im Konzert, im Kino, ein besinnliches Stück im Rundfunk.

Die Welt ist voller Schönheiten und Wunder, die sie uns überreich spendet, wir müssen es nur verstehen, die Tore des Herzens weit offen zu halten, um alles recht zu empfangen und in die Tiefe gelangen zu lassen.

Und wenn wir dann am Abend, was wir ja nur selten tun, Buchführung machen – mit der rechten Gesinnung –, dann wird uns offenbar, für wie vieles wir zu danken haben! Wann danken wir denn unseren Hausgenossen, unserer Mutter, unserer Ehefrau, die unablässig für uns sorgt, unserer Angestellten, unseren Kindern, wenn sie beginnen uns im täglichen Leben zu helfen oder wenn sie nur brav und artig waren, unseren Nachbarn für kleine Hilfen?

Ein solcher Dank aber erhebt das noch so kleine Tun des anderen in einen Bezirk der Wichtigkeit; er wird sich seines Wertes bewußt, und weil er sich durch den Dank bestätigt fühlt, wird er ihm zum Ansporn. Nun ist er nicht mehr bloß irgendeine Statistenfigur, er wird zum Akteur, zum Schauspieler im Spiel des Lebens befördert.

Heute erzählte mir eine Bekannte, die erblindet ist, die aber trotz dieses schweren Leidens ihr Seelengleichgewicht behalten hat und heiter und glücklich ist, obwohl sie nur von der Sozialunterstützung lebt, eine kleine Geschichte von ihrem Enkel Michael. Er ist griechisch-orthodox und diente als Mesnerknabe in der Kathedrale. Der Erzbischof pflegte den Achtjährigen „Vater Michael“ zu nennen. Eines Sonntags war Michael mit den Eltern eingeladen und konnte bei der Messe nicht mitwirken. Er ging zum Erzbischof und entschuldigte sich bei ihm deswegen. Da sagte der Erzbischof: „Nun Vater Michael, dann werden wir zusehen, wie wir die Messe ohne dich zelebrieren.“ Der Junge faßte das ganz ernst auf und war wirklich in großer Sorge, wie wohl die Messe ohne ihn ordnungsgemäß verlaufen würde. Darin liegt das Geheimnis der Bestätigung des Daseins, daß jeder, welche Rolle im Spiel ihm auch zugedacht sein mag, das Bewußtsein hat, eine unentbehrliche Rolle zu spielen.

Aber Paulus sagt noch mehr: „Seid dankbar in allen Dingen.“ Er meint also gar nicht nur die Dinge, die wir für gut halten, er meint sogar solche Dinge, die wir für ein Unglück ansehen: Armut, Krankheit, Not, Verlust von nahen Menschen. Dinge, die dazu angetan sind, uns an den Rand der Verzweiflung zu bringen, und die doch zu unserem Schicksal gehören, durch die wir hindurch müssen und die uns schließlich zum Segen gereichen. So sagt ein chassidischer Weiser, der Rabbi Heschel: „Der Mensch soll wie ein Gefäß sein, das willig empfängt, was sein Eigentümer darein gießt, sei es Wein, sei es Essig.“

Und Rabbi Nachum sagte einmal zu den Chassiden um ihn herum: „Könnten wir unsere Leiden an den Nagel hängen und stünde es uns frei, die zu wählen, die uns am besten gefielen, jeder holte sich die gleichen wieder, denn alle anderen würden ihn noch schlimmer bedünken.“*

Im Letzten und Endgültigen ist uns das Leben ein Auftrag; es kennt ein Wachsen und Gedeihen, ein Altern und Vergehen. Alles im Dasein ist mit Freude und Leid untermischt, die schöneren Blüten und Früchte erwachsen aber aus dem Leid; denn nur aus ihm, als aus dem Gegensatz, wird echte Freude lebendig. Ein Mensch, dem kein Leid widerfahren ist, ist auch keiner Freude teilhaftig, wie es kein Licht ohne Schatten gibt. Was es heißt, das Leid in Dankbarkeit aufnehmen, erfahren wir von dem Rabbi von Lublin. Ein Chassid fragte ihn: „Den Satz der Mischna: »Der Mensch soll Gott für das Übel lobpreisend danken« ergänzt die Gemara: »mit Freude und heiterem Herzen«?“ Der Zaddik hörte, daß die Frage aus einem leidvollen Herzen kam. „Du – antwortete er – verstehst

* Martin Buber: Die Chassidischen Bücher. Manesse-Verlag

die Gemara nicht, und ich verstehe die Mischna selber nicht. Gibt es denn in Wahrheit ein Übel in der Welt?!"

Auch wird erzählt, daß junge Leute nach einer Erläuterung dieses Satzes forschten. Da schickte sie ihr Lehrer zum Rabbi Sussja, der könne ihnen den Sinn erklären. Als sie ihn aber fragten, sagte Rabbi Sussja: „Da habt Ihr euch den Rechten ausgesucht! Ihr müßt euch schon an einen anderen wenden, und nicht an einen wie ich, dem zeitlebens kein Übel widerfahren ist!" Sie aber wußten: es war Rabbi Sussjas Leben vom Tag seiner Geburt an bis zu diesem Tag aus Not und Pein ohne anderen Einschlag gewoben. Da verstanden sie, was es heißt: Leid in Liebe empfangen.

Sie mögen nun sagen, solch eine Glaubensstärke gehöre der Vergangenheit an, als die Menschen noch religiös waren. Gewiß, sie wußten sich in Gottes Hand, und sie wußten, daß alles, was geschah, ein Auftrag sei und daß es am Menschen liege, wie er diesen Auftrag verarbeite. Sie wußten aber auch, daß sie ihn verarbeiten müßten, und sie glaubten nicht, wie es heute manche tun, daß der Arzt auch Pillen gegen das Leid verschreiben könne.

Aber das Leben wird uns bedrängen und rütteln und uns in die Sackgassen des Labyrinths unserer Seelen treiben, bis wir endlich begreifen, daß es uns obliegt, Probleme zu bewältigen, unser Gewissen zu befragen, das Leben als eine Aufgabe und nicht als eine glatte Rutschbahn zu betrachten.

Sie werfen schnell noch etwas skeptisch ein, ob Sie denn etwa auch für die Krankheit danken sollten?! Ja haben Sie denn je für Ihre Gesundheit gedankt? Und ist Ihnen die Gesundheit mit ihren Leidenschaften, ihrer Sinnlichkeit, ihren Trieben und Süchten, ihrer manchmal unausgeschöpften Kraft nicht auch schon zur Last geworden?!

Wenn Gottes Hand Sie gewaltsam aus Ihrem Milieu in ein anderes versetzt hat, was wissen Sie, welche Erlebnisse und Begegnungen Ihnen gerade hier zum Heil gereichen sollen?! Allein daß Ihnen hier die Gelegenheit gegeben wird, in Ruhe über sich selbst und Ihre Beziehungen zum Schicksal, zu den Mitmenschen, zum Dasein nachzudenken, ist ein Geschenk und zugleich ein Auftrag. „Leid ist der schnellste Kutscher zur Vollkommenheit“, sagen Meister Eckehart und Angelus Silesius, und sie haben es beide nicht erdichtet, sondern an sich selbst erfahren.

Danken Sie morgen, nein, heute schon den Schwestern und Ihren Angehörigen und den Bettnachbarn, und morgen und alle Tage allen, denen Sie begegnen, und Sie werden ihre Herzen gewinnen.

Sie hatten gestern eine Begegnung, die Sie erschütterte und nachdenklich stimmte. Als Sie früh morgens durch den Gang gingen, sahen Sie, wie ein Toter, zugedeckt, auf einer Bahre hinausgetragen wurde. Das hat Ihnen einen mächtigen Schreck eingejagt, und Sie wurden gezwungen, über etwas Natürliches, etwas Unentrinnbares, etwas, das am Ende eines jeden Lebens steht, nachzudenken, obwohl Sie und wir alle stets bemüht sind, diese peinlichen, manchmal peinigenden Gedanken zu verdrängen.

Sie haben vor Schreck geweint; als die Schwester Sie tröstete, sagten Sie: „Daß man so was gerade hier erleben muß!" – Sie meinten natürlich, gerade an dem Ort, an den man sich hinbegibt, um von seinen Krankheiten geheilt zu werden. Aber dieser Ort ist nicht selten auch der Ort, an dem man die Augen für immer schließt. Und da wir gerade von einem solchen Thema sprechen, möchte ich Ihnen gleich sagen, daß niemand von uns weiß, ob er nicht gerade an dem Ort des Krankenhauses seine Augen schließen wird.

Denn es ist in unserer säkularisierten Gesellschaft üblich geworden, unbequeme und unangenehme Dinge und Erlebnisse außer Hause zu verlegen. Früher wurden auch die schwer Kranken meist im häuslichen Rahmen gepflegt, und wenn ein Kind zur Welt kam, freute man sich, wenn es zuhause geschehen durfte, und wenn einer zum Sterben kam, nahm man ihn sogar aus dem Krankenhaus nachhause, damit er geborgen und von Liebenden umringt diesen letzten, wichtigsten Schritt gehen könne.

Ich erinnere mich noch aus meiner Heimat, daß man oft und freimütig vom Tode sprach, sich auf ihn stets vorbereitete und ihn als etwas Gewaltiges, Ehrfürchtiges, aber nicht Furchtbares ansah. Man wünschte sich, nicht in der Fremde, nicht plötzlich, sondern vorbereitet und von seinen Lieben behütet zu sterben. Es gab Menschen, die sogar die eigene Beerdigung und das Totenmahl bis in alle Einzelheiten geregelt hatten.

Jedenfalls waren sie sich noch bewußt, daß jedes Leben sich auf den Tod zu bewegt und sahen den Sinn des Lebens nicht nur im hemmungslosen Genießen und Ausleben, sondern im Reifen und Weisewerden.

So war es möglich, daß der Mystiker John Donne uns zurief: „Der Tod eines jeden nimmt ein Stück von mir mit. Denn ich bin eingeschlossen in die Menschheit. Darum erkundige dich nie, für wen die Glocke schlägt – sie läutet für dich!"

Und Angelus Silesius versteigt sich zu frohlockenden Worten, die uns heute ganz absurd und unverständlich erscheinen:

Ich sage, weil der Tod allein mich machet frei,
daß er das beste Ding von allen Dingen sei.

Und noch Theodor Fontane, der uns zeitlich nahe ist, spricht es aus:

Leben, wohl dem, dem es spendet
Freunde, Kinder, täglich Brot.
Doch das Beste, was es sendet,
ist das Wissen, daß es endet,
ist der Ausgang, ist der Tod!

Heute ergeht es uns anders, heute erschrecken wir. Bezeichnend ist folgende Zeitungsnotiz, die ich mir herausgeschnitten habe: ... „BEDRÜCKEND! Die Auslagen in den Schaufenstern erwecken in uns im allgemeinen den Wunsch, dies oder jenes zu besitzen. Aber müssen dort auch Särge aufgestellt werden? Ich bin jedesmal peinlich berührt, wenn ich an einem solchen Schaufenster vorbeigehe. Gewiß, wir brauchen das letzte Möbelstück alle einmal, aber man sollte auf diese Weise nicht so stark daran erinnert werden! L. P."

Welch ein Gegensatz! Hier Matthias Claudius, der sanfte Wandsbecker Bote, mit seinem Gedicht:

Der Mensch lebt und bestehet
nur eine kurze Zeit,
und alle Welt vergehet
mit ihrer Herrlichkeit.
Es ist nur einer ewig
und an allen Enden,
und wir in seinen Händen.

Und demgegenüber L. P., der ganz klar und brutal sich zu unser aller Sprecher macht und sagt: „Wir wollen davon nichts hören und sehen! Es ist zwar etwas Endgültiges, aber wir wollen das Leben genießen und nicht daran erinnert werden!"

In jener Gesinnung ist eine so wundersame Gelassenheit, innere Freude und Zuversicht, daß der Tod nicht ein Ende, sondern ein Übergang zu etwas anderem, Größerem ist; in dieser jedoch eine Verspannung, eine Furcht und eine Verdrängung. Wir sind wie kleine Kinder, die vor erschreckenden Dingen die Augen mit den Händen zumachen und glauben, sie würden dahinter unsichtbar werden. Welch ein Zeugnis der Armut liegt in solcher Gesinnung!

Ich glaube, daß Menschen, die keine rechte Beziehung zum Tod haben und sich nicht auf ihn vorbereiten, auch nicht zu leben verstehen. Wir werden doch jeden Tag älter und nähern uns also unweigerlich Stunde um Stunde dem Ausgang.

Stellen wir unsere Besinnung auf dieses zentrale Ereignis ein, so werden wir ganz automatisch versuchen, in unserem Leben möglichst nichts unerledigt zu lassen. Wir werden naturgemäß ein Testament machen, unsere Geschäftspapiere ordnen, damit sich die Hinterbliebenen nicht damit zu plagen haben, wir werden versuchen, die Zahl unserer Feinde, so gut es geht und so weit es von uns abhängt, zu verringern, mit unseren Nachbarn, über die wir uns ärgern und klatschen, in Frieden zu leben, und wir werden unser Gewissen reinigen und uns prüfen, ob wir uns auch wirklich gegenüber den Nächsten und gegenüber uns selbst richtig verhalten.

Früher hieß es im Gebet: „... und bewahre uns vor bösem, plötzlichem Tode"; und jetzt, wenn einer durch einen plötzlichen Unfall, durch einen Herzinfarkt, einen Schlaganfall dahingerafft wird, sagen wir alle zu den Hinterbliebenen: „Wie tröstlich, daß er nicht hat lange leiden müssen, daß der Tod so plötzlich über ihn gekommen ist!" Alles das ist ein Zeichen unserer Beziehungslosigkeit und inneren Armut.

Die alten Griechen und Römer und die frühen Christen, und auch noch die Christen des siebzehnten bis neunzehnten Jahrhunderts meißelten in ihre Grabsteine das Bild des Schmetterlings, der ihnen Symbol der ewigen Verwandlung zum Geistigen war.

Wissen wir doch nicht, ob die Raupe, die gefräßige, weiß, daß sie sich, nachdem sie sich in den Kokon eingewickelt hat, zu einem buntschillernden ätherischen, fliegenden Schmetterling entwickelt. Und weiß der Schmetterling, der eine Raupe sieht, daß er seiner eigenen früheren Lebensform begegnet. Vielleicht, ja wahrscheinlich wissen sie es nicht, und doch gehören sie beide in den gleichen Lebenskreis und einer ist ohne den anderen nicht denkbar. Beide freuen sich des Lebens, der eine fressend, grobstofflich sich von Blatt zu Blatt fortbewegend, der andere an dem duftigen Nektar der Blüten naschend und durch die Lüfte flatternd. Den einen vernichten wir als Schädling, an dem anderen erfreuen sich unsere Sinne.

Sind wir in unserem groben, leiblichen Sein, mit den groben Freuden und Leiden, mit den Verstrickungen in Lust und Schuld nicht vielleicht auch nur Vorstufen zu einem anderen, geistigen Sein?!

Alle Religionen der Welt, auch die sogenannten ganz primitiven, betrachten das Leben so. Nur jene, die an nichts anderes glauben als an den groben Stoff, verneinen die Existenz einer unsterblichen Seele. Durch diese Gesinnung wird aber alle Seinsordnung zum Zufall degradiert, und sie führt zu der einen alleinseligmachenden Forderung: genießen, sich ausleben, Egoismus und hemmungslose Selbstbestätigung.

Vergleichen wir aber die Gesinnung dieser Menschen mit jenen, die dieses Dasein als ein Hindurch, als eine nur kleine Wegstrecke des großen Daseins, als ein Raupendasein sozusagen, betrachten, so fällt uns auf, mit wieviel mehr Gelassenheit, Heiterkeit, Friedfertigkeit, Geborgenheitsgefühl sie das Leben leben und meistern.

Mit welcher Wonne und Zuversicht sagt der sterbende Jakob Böhme: „Es ist Zeit ins Paradies zu gehen!“ Oder der große Erfinder, der uns unter anderem die Glühlampe und das Grammophon schenkte, Thomas Alva Edison: „Herrlich ist es drüben!“ Oder der große englische Arzt William Hunter († 1783): „Hätte ich Kraft genug, die Feder zu halten, ich würde niederschreiben, wie leicht und angenehm das Sterben ist.“ Oder der Philosoph Plotin († 270): „Nun werde ich das Göttliche in mir zum göttlichen All zurückführen.“

Die meisten Menschen, die heute zum Sterben kommen, sterben in der Agonie und ohne Bewußtsein. Das ist ein ganz erstaunliches Phänomen! Ich glaube, es kommt daher, daß sie den Gedanken an den Tod so weit von sich weisen, daß die Seele ihn sogar in dem Augenblick, da er, der Tod, Wirklichkeit wird, verdrängt, weil sie auf der Flucht vor ihm sind.

Sie sagen, ob ich es denn nicht verstehen könne, daß man Furcht vor dem Tode habe. Sicherlich verstehe ich es, weiß ich doch, daß wir vor allem Furcht haben, außer vielleicht vor dem einen, nämlich vor den Dingen, die jetzt, die gegenwärtig geschehen. Wir haben aber Furcht vor dem Morgen, vor den Aufgaben, die uns erwachsen, vor den Begegnungen mit neuen Menschen, vor tausend Schwierigkeiten, vor dem Examen, vor dem Beruf, vor der Zukunft, vor der Politik, vor den Kriegen. Sind sie jedoch da, so bewältigen wir sie in erstaunlicher Weise, in heldenmütiger Haltung. Erinnern Sie sich doch selbst der furchtbaren Bombennächte! Mit welchem Gleichmut gingen Sie in den Keller und wie unpathetisch vollzog sich der Verlust Ihrer gesamten Habe, und noch mehr, der liebsten und nächsten Menschen.

So spricht Christus zu uns (Joh. 14): „Den Frieden lasse ich euch – meinen Frieden gebe ich euch. Nicht gebe ich euch, wie die Welt gibt. Euer Herz erschrecke nicht, und fürchte nicht!“ und (Joh. 16): „Solches habe ich mit euch geredet, daß Ihr in mir Frieden habet. In der Welt habt Ihr Angst; aber seid getrost, ich habe die Welt überwunden!“ Was er aber mit dieser Überwindung meint, sagt Paulus (2. Kor. 5): „Darum, ist jemand in Christo, so ist er eine neue Kreatur; das Alte ist vergangen – siehe, es ist alles neu geworden!“

Und Friedrich Schiller sagt über die Furcht: „Nichts in

der Welt kann den Menschen sonst unglücklich machen, als bloß und allein die Furcht. Das Übel, das uns trifft, ist selten oder nie so schlimm wie das, welches wir befürchten."

Und die Heilige Theresa von Avila sagt über diese Furcht: „Nichts dich erschrecke! Nichts dich verwirre! Alles vergeht! Gott ändert sich nicht. Geduldiger Sinn alles besiegt. Wer Gott hat, dem fehlt nichts, Gott allein genügt!"

Nun lächeln Sie skeptisch und sagen – wie soll man sich denn neu machen, man bleibt doch immer der alte!? Aber Sie sind doch Hausfrau. Erinnern Sie sich denn nicht, wie gerne Sie zu bestimmten Zeiten des Jahres Hausputz machen oder ganze Zimmer erneuern und sich daran freuen. Und meinen Sie, das, was man mit der Wohnungseinrichtung, mit dem Eisschrank, mit dem Staubsauger, dem Rundfunkapparat und dem Auto tut, könne man nicht auch mit sich selbst tun? Sie fahren doch sogar gelegentlich in ein Bad, um sich zu entschlacken.

Was aber Christus damit meint, ist eine innere Entschlackung, eine Generalrevision unserer Standpunkte, eine Gipfelkonferenz der verantwortlichen Kräfte und Gesinnungen in uns, die wir nicht nur von Zeit zu Zeit, sondern immer vornehmen sollten. Und dieser „neue Mensch" ist dann auch ein geistigeres, ein gütigeres, ein weiseres Wesen als der alte. Der Zen-Meister ruft seinem Schüler mahnend zu: „Geh weiter, geh weiter! Bleib auf dem Wege nicht stehen!"

Eine schwere Aufgabe. Wenn man sie in seinen Lebensbereich aufnimmt, ist sie nicht schwerer als kochen, Knöpfe annähen, Geschirr spülen, sie muß nur gerade so aktuell und wirklich sein und erlebt werden wie diese!

Der große chinesische Philosoph Lao Tse sagt treffend: „Der Grund, warum ich große Übel erleide, ist, weil ich ein Ich habe. Wenn ich kein Ich hätte, welche Übel gibt es dann noch?!" Und Buddha äußert sich über diese von Christus gemeinte Erneuerung des Geistes: „Die Vergänglichkeit allen Seins überdenkend, betrachte ich, wie ich beim Gehen mich selbst hinter mir zurücklasse."

Dieses Hinter-sich-Zurücklassen bedeutet aber eine immerwährende Erneuerung, weil Sie sich stetsfort an die Welt verschenken, und je mehr Sie sich verschenken, um so reicher, um so geistiger, um so gelassener und um so freudiger werden Sie. Und schließlich schmeckt Ihnen ein Stück trockenes Schwarzbrot wieder wie ein Stück herrlichen Kuchens, wie in den Zeiten, als wir gehungert haben und ein Stück Brot das höchste Gut auf Erden war. Und Sie werden aus einer neuen Sicht, aus der Sicht des erneuerten Menschen, die Kostbarkeit aller Dinge und Kreaturen dieser Welt erleben. Dann erst wird Ihr Dasein angstlos, und kein Tod der Welt, kein Sarg im Beerdigungsgeschäft und kein Toter auf der Bahre – denn wir sterben jeden Tag und werden jeden Morgen wiedergeboren – wird Sie mehr erschrecken.

Und dann wird uns das weise Wort des islamischen Mystikers Djalal al din Rumi (1207–1273) zum leuchtenden Trost:

Ich starb als Stein und wurde eine Pflanze.
Ich starb als Tier und ward ein Mensch.
Warum sollte ich mich fürchten?
Hat der Tod mich je vermindert?
Einmal noch als Mensch werde ich sterben,
um emporzufliegen mit den seligen Engeln;
sogar das Engelhafte werde ich aber verlassen müssen.
Alles vergeht außer Gott.
Wenn ich meine Engelsseele geopfert habe,
werde ich das werden,

was kein Mensch je erkannt hat.
Oh, laß mich nicht sein!
Das Nichtsein verkündet:
„Zu Ihm werden wir zurückkehren!“

GENERALINSPEKTION

Sie sagen, ich mache einen nachdenklichen Eindruck, ob mir etwas fehle? Ja, ich habe gestern etwas erlebt, das mich tief ergriffen und aufgerüttelt hat und das noch in mir nachklingt, und hoffentlich lange, wenn nicht immer, nachklingen wird.

Ich war gestern, vor dem großen Festtag, zum Gottesdienst, zur Beichte und zum Empfang der heiligen Kommunion in der Kathedrale. Ich ging dorthin, wie jeder andere, im Bewußtsein meiner menschlichen Unzulänglichkeit, aber doch milde gegen mich selbst gestimmt, in der Vorstellung, daß schwerere Sünden und Verfehlungen meine Seele nicht belasteten. Ich war in freudiger Stimmung und wohnte andächtig dem Gottesdienst bei. Natürlich schaute ich gelegentlich auf die Uhr, um zu berechnen, wann wohl die Messe zu Ende sei und ich zum Mittagessen heimfahren könne.

Aber da erschien vor der Kommunion der Priester mit erhobenem Kreuz und begann zu predigen. Er hielt das Kreuz wie einen Spiegel vor uns hin und ließ uns durch seine weisen und scharfen Worte in unser eigenes Innere schauen, und das Bild, das da aus der Tiefe auftauchte, zeigte uns gar nicht eine so glatte und tadellose Persönlichkeit, für die wir uns gehalten hatten.

Der Priester ermahnte uns, mit Demut vor den Heiland zu treten und zuvor eine strenge Generalrevision in unserem Inneren abzuhalten. Er sagte, er wolle uns gar nicht zumuten, daß wir nach der Lehre Christi lebten und uns nach dieser verhielten, wir wären ja nicht einmal fähig, die mosaischen zehn Gebote zu befolgen. Und er ging kritisch jedes der Gebote mit uns durch und zeigte uns, wie elend es um uns bestellt ist.

1. Du sollst keine anderen Götter neben mir haben. Ehren wir wirklich Gott als das höchste Wesen? Sind uns nicht die vielen kleinen goldenen Kälber, unser Besitz, unser Auto, der Eisschrank, der Fernsehkasten, unsere Kleider, der Kinogang, das Vergnügen, und all die tausend Dinge, an denen unsere Seele haftet, tausendmal lieber als der unbekannte und uns ferne Gott?

Wieviel Zeit am Tage widmen wir dem Gebet, der Selbstbesinnung, der Reinigung des Herzens, den guten Vorsätzen? Und der ganze Rest dient lediglich der Erfüllung der eigenen Wünsche, dem Erwerb und dem Vergnügen! Wohnt wirklich Gott in unserem Herzen, oder ist er schon längst durch tausend kleine goldene Götzen verdrängt worden?!

2. Du sollst den Namen des Herrn nicht mißbrauchen! Wie oft fluchen wir mit unvorstellbaren Worten, „Gottverdammich", oder „Verdammt", oder „Verflucht", oder auch nur „Donnerwetter" und rufen im Affekt und in heftigen Gedanken den Fluch Gottes auf uns selbst oder auf andere herab! Würden wir je wagen, den Namen unserer Mutter, unserer Frau, unserer Kinder, eines Freundes oder verehrten Menschen zu einem solchen Fluch zu benützen? Wenn der Inder sagt, du kannst den Namen Gottes gar nicht oft genug anrufen, so meint er damit ganz etwas anderes, hier verbindet sich der Mensch in seinem Alltag, in seiner Arbeit mit Gott, er dankt ihm, er bittet ihn um Segen und Beistand. Im Fluchen oder unnützen Benennen Gottes, oder auch im unnützen Schwören, benutzt er ihn jedoch zu unwürdigen Handlungen und Gedanken. Und wie oft am Tage entschlüpft uns ein solcher Fluch, welch schlechtes Beispiel geben wir

damit unseren Kindern und Untergebenen, und wie offenbaren wir damit unsere Unsicherheit und Unbeherrschtheit!

3. Gedenke des Sabbattages, daß du ihn heiligst. Sechs Tage lang sollst du arbeiten und alle deine Geschäfte verrichten. Doch der siebente Tag ist ein Ruhetag für den Herrn! – Was haben wir aber aus dem Tag der Feier, der Ruhe, der Besinnung, des Gebets, der Freude, der Liebe und der Selbstreinigung gemacht! Wohl waschen wir uns und ziehen gute Gewänder an, aber ansonsten gilt dieser Tag den Eitelkeiten, dem lauten Vergnügen, der Völlerei und allen möglichen unnützen, wenn nicht gar schädlichen Dingen. Und wie wichtig wäre es für jeden von uns und für den Frieden unserer Familie, wenn wir in festlichem Beisammensein ein Gespräch miteinander führten, wenn die Eheleute, die Kinder, die Geschwister, die Nachbarn, das Gesinde solcherweise aus der seelischen Tiefe, nicht aus der Schicht der aufgesetzten Maske zueinander von den Dingen, die sie bewegen oder mit denen sie nicht allein fertigwerden, sprächen.

Oder wenn wir uns vornehmen würden, an diesem Tage einen einsamen Menschen für ein paar Stunden nachmittags oder zum Kaffee einzuladen – einen alten Menschen, ein Waisenkind, einen alleinstehenden Nachbarn, einen Studenten, einen Soldaten –, damit er etwas von dem Leben in einer friedfertigen Familie miterlebe.

Auch ein Kirchgang würde uns nicht schaden. Gewiß ist das Gebet im eigenen Kämmerlein etwas sehr Schönes und Nützliches, aber das Gebet in der Gemeinde, das Erlebnis der Messe, der Predigt, des Kirchgangs sind so wichtige Dinge! Sie lassen uns die Brüderlichkeit der Menschen erleben und erfüllen uns mit Weihe und Freude.

In jeder Kirche wird Geld gesammelt, weil auch im kirchlichen Raum viele Nöte bestehen, nicht nur baulicher

Art oder zur Verschönerung des Gebetsraums, sondern auch für die notwendige Hilfe in der Gemeinde. Man staunt, wenn man sieht, wieviele Zehnpfennigstücke da gegeben werden. Wir sind sehr arm vor Gott. Da zeigt sich unsere ganze Schäbigkeit, unsere Knauserei und unsere Verachtung Gott gegenüber. Wir zahlen ja die Kirchensteuern, die hoch genug sind! Unbedenklich geben wir Geld aus für ein Tanzvergnügen, für einen Nachmittag im Café oder einen Abend in der Wirtschaft. Wir würden es aber nie über uns bringen, die gleiche Summe in den Kirchenbeutel zu legen!

Und was tut unsere Öffentlichkeit am Sonntag und auch im Alltag für die Seele des Menschen? Am Sonntagmorgen wird im Rundfunk schöne Musik und ein Gottesdienst gesandt. Doch manchmal ist die Sprache der Gottesdiener so pathetisch, daß man ihnen nicht zuhören mag, weil sie nicht menschlich, sondern theologisch ist. Sie läßt oft gerade den Menschen, der sich schon vom Leben in der Kirche entfernt hat – und das sind sehr viele – völlig kalt und teilnahmslos.

Es gibt so viele Menschen, die einsam sind, besonders die vielen Alten, allein oder in Heimen, aber auch die vielen Jungen, die in Hinblick auf Erziehung, auf Selbsterziehung und auf Sittlichkeit völlig sich selbst überlassen sind. Bestünde nicht die Möglichkeit, ihnen in Rundfunksendungen während fünf oder zehn Minuten täglich die Probleme des Menschen, seiner Seele, seiner Mitmenschlichkeit nahezubringen? Wäre es nicht möglich, ihnen reife, gütige, weise Menschen vorzuführen, die durch ihre Reife zu Vorbildern für die Menschheit geworden sind – große Liebende, Opfernde, Selbstbeherrscher, Betende, Forscher, Lehrer, Dichter, und vielleicht manchmal sogar Politiker, die zu den Menschen von sich, von ihrem Lebensweg, von ihren Gedanken und ihren Anfechtungen sprächen? Ob nicht aus solchem, wiederholtem Tun Trost und Beispiel für viele Menschen erwüchse?!

Was machst du mit deinem Sonntag? – fragte uns streng der Priester, und jeder von uns duckte sich und wurde merklich kleiner in seiner sonst üblichen Selbstgerechtigkeit.

4. Ehre deinen Vater und deine Mutter, damit verlängert werden deine Tage auf Erden. Wie sehr versündigen sich viele von uns gegen dieses Gebot! Wieviele vernachlässigte, verlassene Eltern gibt es, wieviele sitzen in Altersheimen und Hospitälern, ohne oder mit nur ganz oberflächlicher Verbindung mit ihren Kindern. Nie sind die Kinder allein daran schuld. Schuld sind die Eltern mit ihren gestörten oder geschiedenen Ehen, mit ihrem Egoismus, mit ihrem Drang, sich auszuleben, mit ihrer Selbstgerechtigkeit, ihrem Besserwissen und ihrer sich selbst zugelegten unwahren Autorität.

Wie leicht verlieren die Kinder den Glauben an ihre Eltern, wie leicht wird durch das Verhalten der Eltern das Vertrauen und das Gefühl der Geborgenheit zerstört! Ist aber das Vertrauen hin, so hört auch die echte Bindung, die Liebe auf.

Wenn wir also uns über die Lieblosigkeit oder Härte der Kinder beklagen, so müssen wir immer zuerst die Schuld in uns suchen. Wieviele schlechte Beispiele von Egoismus, von Lieblosigkeit, von Überheblichkeit, von kleinen und großen Lügen, von Betrug, von Verleumdung und Falschheit bieten wir unseren Kindern!

Ich denke da an eine alte kleine Geschichte, die mich in meiner Jugend sehr beeindruckt hatte. Da war ein kleines amerikanisches Mädchen, das einmal gelogen hatte. Ihre Mutter verwies es ihr sehr energisch und sagte, wenn sie löge, würde sie nicht in den Himmel kommen. Der Präsident, Onkel Washington, habe zum Beispiel nie gelogen, und er sei jetzt beim lieben Gott im Himmel.

Im Laufe des Tages erlebte es aber die Kleine, daß ihre Mutter, ihr Vater und die Gouvernante logen. Und nach dem Abendgebet weinte sie bitterlich. Als die Mutter sie nach der Ursache fragte, antwortete sie unter Tränen: „Ich will nicht in den Himmel, ich will bei euch bleiben. Im Himmel ist Onkel Washington ganz allein mit dem lieben Gott!"

Aber wir versündigen uns noch in anderer Weise an unseren Kindern. In jedem Menschen, im Primitiven und selbst im Kind wohnt die Vorstellung vom Erwachsenen als einem schutzbietenden Wesen. Er erwartet einfach, daß der Große reif, gütig und überlegen sei. Und er wird enttäuscht, weil er erlebt, daß das nicht der Fall ist. Er wird enttäuscht – also getäuscht! Er verliert das, was der wichtigste Kitt in der Gesellschaft der Menschen ist – das Vertrauen. Und er resigniert. Wenn nun der Mensch sich auf dem Weg des Lebens gegen den Sinn und die Aufgabe seines Lebens versündigt, verliert er sein Gesicht und verliert das Anrecht, geehrt und geliebt zu werden. Er wird dann von seinen Verwandten und Nachbarn einfach nicht geachtet. Er manövriert sich durch seine Unreife aus dem von Gott gedachten Menschenbild heraus.

Es obliegt uns also, uns auf die eigentliche Aufgabe des Menschseins zu besinnen und auf den rechten Weg umzukehren. Dazu kommt, daß unsere Jugend zufolge des schlechten Beispiels der Erwachsenen die älteren Menschen nicht mehr ehrt. Damit aber schneiden sie sich selbst den Lebensfaden ab; denn wie sollen sie später von anderen geehrt werden, wenn sie selbst diese Ehrung nicht vollzogen haben?!

Es gibt eine alte furchtbare Geschichte von den Bauersleuten, die ihren alten Vater, der zu nichts mehr nütze und sicherlich verkalkt war, beim Mittagsmahl zuerst abseits, an einen anderen Tisch setzten, später ihn aus einem Holztrog essen ließen. Eines Tags saß der vierjährige Sohn und schnitzte an einem Stück Holz. Als die Eltern ihn fragten, was er mache, sagte er, er schnitze für die lieben Eltern einen Trog, aus dem sie im Alter essen sollten. Auch unsere Kinder bereiten für uns solche Tröge vor, nach dem Muster, wie wir unsere Eltern behandeln!

Eine Kultur, in der der Jüngere den Alten nicht ehrt und in dem der Ältere nicht dem Bild des Reifen und Weisen entspricht, ist nicht in Ordnung und gräbt sich selbst ihr Grab.

5. Du sollst nicht töten! Nun freuen wir uns. Wir wissen, daß wir keine Mörder sind und niemanden umgebracht haben! Aber diese Freude ist kurz. Auch wir mit unserem guten Gewissen töten Kreaturen und Menschen alle Zeit. Wir töten, wenn wir an einem Hungernden, an einem Verunglückten, an einem Leidenden oder Hilfeheischenden vorübergehen. Wir töten, wenn wir wissen, daß irgendwo in der Welt Menschen vor Hunger oder aus Mangel an nötigen Medikamenten sterben, weil wir in unserer Sattheit und Unbeteiligtheit gewissenlos an ihnen vorbeigehen.

6. Du sollst nicht ehebrechen! Wieviele gestörte Ehen und gestörte junge Leben gibt es nur deshalb, weil wir dieses Gebot nicht mehr achten, weil wir bedenkenlos, wegen einer kurzen Verliebtheit, aus Geltungsdrang oder aus Eitelkeit, oder wegen eines geschlechtlichen Triebes einem andern die Frau oder den Ehemann wegnehmen. Wie ungeheuer hoch ist die Zahl der Ehescheidungen.

Und wieviele verwaiste Kinder gibt es dadurch! Bei den Waisen und Halbwaisen ist wenigstens der eine Elternteil tot, man hält ihn in gutem Gedächtnis, man spricht gut von ihm, manchmal betet man sogar für den Toten. Wie aber ist es bei geschiedenen Eltern? Die Kinder werden schon durch die gestörte Ehe, dann durch die Periode der Ehescheidung vergiftet. Dann aber erleben wir, wie die Eltern hemmungslos die Kinder gegen den anderen aufstacheln, wie sie ihn in den Schmutz ziehen. Welch einen Begriff von Eltern und Familienleben bekommen sie, und wie werden sie in ihrer Entwicklung gestört, wie leidet die Liebesfähigkeit und die Bereitschaft zum Kontakt!

Wir denken eben immer nur an uns, wir halten uns so gut wie überhaupt nicht mehr an sittliche Gesetze, nicht einmal an die Gesetze der gesellschaftlichen Konventionen, wir verwildern. In unserem Drang nach Geltung, in der Eitelkeit der Selbstbestätigung und im ungehemmten Sich-Ausleben überrennen wir alle Schranken. Und dann wundern wir uns, daß die Rechnung, die uns das Leben präsentiert, Krankheit, Einsamkeit, Unehre und Unglück bedeutet.

7. Du sollst nicht stehlen! Wieder erheben wir unser Haupt und sagen uns, hier seien wir wirklich fehlerfrei, Und doch, wer von uns freut sich nicht, wenn es ihm gelingt, ohne Bezahlung in der Elektrischen zu fahren? Wer gibt immer alles ab, was er gefunden hat? Wer sucht nicht nach allen möglichen Schlichen, um das Steueramt zu hintergehen, wer ist nicht jederzeit geneigt, einen anderen geschäftlich zu übervorteilen? Gewiß: mit Betrug und Mogelei verdient es sich schneller, aber der Ruf ist auch schneller ruiniert.

Der alte Begriff des königlichen Kaufmanns ist sehr fadenscheinig geworden. Doch welchen ungeheuren Wert hat noch heute in der Welt der Begriff der Treue, des unbeschworenen, wahrhaftigen Worts, der Verläßlichkeit, der Redlichkeit, der Unbestechlichkeit! Je seltener diese Eigenschaften geworden sind, um so mehr steigen sie im Kurs! Ist nicht die Formung einer solchen Persönlichkeit von größerem Wert als die Erringung flüchtiger Güter?!

8. Du sollst gegen deinen Nächsten kein falsches Zeugnis abgeben! Hier ist nicht nur ein Zeugnis vor Gericht gemeint, auch nicht ein falscher Eid. Gemeint ist das, was wir alle täglich und stündlich unseren lieben Mitmenschen antun, wenn sie gerade abwesend sind: der Klatsch und die Ehrabschneidung. Es geschieht sogar oft unter dem Mantel der Freundschaft und des Wohlwollens!

Man pickt sich einige leckere Schwächen heraus, und diese werden nun in die Breite und in die Länge ausgekostet. Und im seelischen Untergrund entsteht gleichzeitig ein wohliges Gefühl: „Was bist du doch selbst für ein gediegener und anständiger Kerl!" Und so geht diese Ehrabschneidung, der Klatsch, die üble Nachrede durch die Welt; wir finden sie in allen unseren Zeitungen als beliebteste Unterhaltung: alle die Skandale aus der Politik und der Wirtschaft, die Fehler der Arrivierten!

Und unsere Kinder, denen gesagt wird, daß sie die Menschen achten sollten, sie hören, wie wir über unsere Nachbarn, über die Verwandten, über die Vorgesetzten sprechen. Wie soll da jemals in ihnen das Gefühl von Liebe, Ehrfurcht und Achtung lebendig werden? Mit dem Klatsch und der Ehrabschneidung werden mehr Menschen umgebracht als im Kriege. Sie sterben, von diesem langsamen Gift vergiftet, allmählich, vom Herzen her ab. Sie vereinsamen, sie werden kontaktarm, scheu, gehemmt und mißtrauisch. Das ist der schlimmste Mord, der an einem Menschen begangen werden kann. Und wir alle sind dieser Sünde schuldig.

Wir sollten solche Menschen als Freunde und Bekannte am meisten achten und schätzen, von denen wir wissen, daß sie grundsätzlich nicht schlecht über ihre Mitmenschen sprechen, und die jemanden nicht sofort wegen einer häßlichen Tat verurteilen und den Stab über ihm brechen. Möge der den ersten Stein auf jemanden werfen, der selbst sündlos und makellos ist!

9. und 10. Du sollst nicht das Haus deines Nächsten begehren. Du sollst nicht begehren das Weib deines Nächsten und auch nicht seinen Knecht, seine Magd, sein Rind, seinen Esel und nichts von dem, was deinem Nächsten gehört. Gemeint ist hier eine der verbreitetsten Eigenschaften des Menschen, der Neid. Eine Eigenschaft, die wir schon bei kleinen Kindern kennen, daß ihnen die Spielsachen der anderen Kinder immer besser gefallen als die eigenen. Eine quälende Eigenschaft, zu der eine andere noch schrecklichere und zerstörendere gehört, die Eifersucht, die aus der gleichen Quelle entspringt. Auch gegen sie kann, *muß* man ankämpfen. Sie ist ein sehr kräftiger und schwer ausrottbarer Urtrieb, aber er stört die Gemeinschaft der Menschen, er bricht mit schwelenden, unguten Gefühlen in den Besitz, in das Leben, in die Gesundheit anderer ein und vergiftet sie von innen her.

Der Priester erzählte mit Schaudern ein Erlebnis: In seinem Dorf war eine Frau, die alle ihre vier Söhne im Krieg verloren hatte, sie kam über dieses schreckliche Erlebnis nicht hinweg. Die Söhne ihrer Nachbarin aber waren alle heil zurückgekehrt. Diese Frau sagte zum Priester: „Wenn sie doch nur einen verloren hätte, dann wäre mir leichter!"

Entdecken wir nicht alle in uns die gleiche Tendenz?! In diesem Gefühl ist ja nicht nur der Wunsch lebendig, das auch zu besitzen, was der andere hat; es schleicht sich immer hinzu die Mißgunst, daß wir dem anderen das nicht gönnen, was er hat.

Das erstreckt sich nun nicht nur auf den Besitz, sondern auch auf Menschen, Kinder, auf Beruf, Geistesgaben, Glück, Frohsinn, Gesundheit. Wie oft muß ein Arzt von seinen Patienten hören: „Warum muß mir das passieren? Der andere ist so viel älter und ist ganz gesund!" – oder: „Der hat eine so hohe Rente, dabei ist er viel gesünder als ich. Er versteht es eben!", und dann kommen wieder Ehrabschneidungen, Verdächtigungen und Denunziationen. Wieviele Menschen sind in den Diktaturen allein durch solche Denunziationen vernichtet worden.

Die große Gemeinde, die um den Priester stand, war lautlos. Jeder schaute in sein Inneres, und jeder, der noch vor wenigen Minuten zuversichtlich und selbstgerecht bereit gewesen war, den Leib Christi zu empfangen, erlebte an den uralten Geboten der Menschheit, wie weit er heute, tausende von Jahren, nachdem Gott Moses die Gebote offenbart hatte, davon entfernt ist, sie zu halten – wie unzulänglich, wie gebrechlich doch jeder von uns in seiner Seele ist. Wir alle gingen nun tief erschüttert und aufgewühlt zum Kelch. Der Selbstgerechte erlebte sich als Sünder, schuldig der Übertretung aller Gebote. –

Wie wohl einem eine solche Seelenwäsche tut, eine solche Selbstbesinnung! Auch sie wird nicht ewig in uns anhalten, aber schon daß sie vollzogen wird, ist eine Gnade. Wieviele Masken gehen dabei in die Brüche! Was bleibt, ist ein armseliger, von seinen Trieben, Wünschen, Sehnsüchten und Affekten getriebener und gepeitschter Mensch.

Wenn wir so an uns bauen, daß wir zuerst das morsche Fundament von Selbsttäuschung, Hochmut und Selbstgerechtigkeit zerstören, den Boden aufweichen, den Schwamm, die Würmer und die Kellerasseln vernichten, und dann ehrlich und mit guten Vorsätzen Stein für Stein wieder neu aufzusetzen beginnen, dann gelingt es uns vielleicht, daß wir so, aber auch nur so, wieder ein heiler Mensch werden. Dann erst können wir in Wahrheit das Gebot Christi „Liebet euch untereinander!“ und „Liebe deinen Nächsten wie dich selbst!“ begreifen und vielleicht auch erfüllen!

AUFERSTEHUNG

Heute ist es warm, die Sonne scheint, und das erste helle Grün sprießt aus der Erde. Die Glocken läuten. Ich bin gekommen, Ihnen frohe Ostern zu wünschen und Ihnen nach der Sitte meiner Heimat zu sagen, daß Christus auferstanden ist, daß er wirklich auferstanden ist!

Es ist, als ob dieser schöne Feiertag mit seiner Freude, mit seiner Geistigkeit, mit den wirklichen Kräften der Auferstehung, die sich überall in der Natur bemerkbar machen, auch auf Sie seinen Einfluß ausübte. Sie sehen frischer und froher aus. Sie hatten schon Besuch – es stehen die ersten Kätzchen, gepaart mit Narzissen, und ein Schokoladenhase und bunte Ostereier auf Ihrem Tischchen. Alles spricht zu Ihnen durch die Blume, in Symbolen von dem immerwährenden Stirb und Werde, von der Auferstehung: die aufkeimenden Pflanzen, das Ei, das ruhende, aus dem ein neues Geschöpf entsteht, das wieder tausende von Generationen zeugen wird. Und Sie fühlen genau so wie wir, wie diese aufgeblühten Narzissen und Kätzchen, daß das Wort des Heilands: „Siehe, ich mache alles neu!" eine Wirklichkeit ist.

Alle sind festlich gekleidet, und ob sie von der geistigen Bedeutung des Festes etwas verstehen oder nicht, sie sind einfach froh. Und sind nicht die Kräfte der Freude an sich schon Kräfte der Erneuerung?!

Sie meinen, ich sehe trotz meiner Freude etwas müde aus. Ich war nachts in meiner orthodoxen Kathedrale, von abends bis morgens, und habe mit Hunderten von Gläubigen auf das Ereignis gewartet. Wir pflegen vorher zu fasten. Es ist ein uralter Brauch. Und manchen Menschen ginge es gesundheitlich auch nicht schlechter, wenn sie sich heute noch dieser Askese unterziehen würden. Man geht vorher an die Gräber seiner Lieben und legt dort bunte Eier nieder als Verheißung der Auferstehung. Mit brennenden Kerzen, die den geistigen Menschen repräsentieren: die stoffliche Substanz, die verbrennt, und indem sie sich verzehrt, zur Leuchte wird, die das Dunkel durch das Licht vernichtet.

So stehen wir da im Gebet und in der Vorfreude, in der dunklen Nacht. Und dann, um Mitternacht, ertönen die Glocken, der Priester tritt hervor und singt die Verkündigung, daß Christus auferstanden ist, daß er in Wahrheit auferstanden ist. Und es weht eine überirdische Freude über die Menschen, alle Bedrückung fällt von ihnen ab, sie fühlen sich wie von Engelsflügeln emporgehoben. Sie umarmen sich vor Freude und verkünden das wunderbare Ereignis. Alles Böse, alle Hast, alle Sorgen fallen von den Menschen ab und sie sind kindlich glücklich. Es ist eine wirkliche Erhebung!

Sie fragen, warum das denn nicht immer anhalten könne, wenn doch offenbar diese Mächte im Menschen vorhanden sind. Nun, wer von uns wandert schon immer auf dem Grat eines Gipfels? Der Alltag mit seinen Sorgen, mit seinen Konflikten, mit seinen Bosheiten und seinen Entscheidungen zieht uns hinab ins Tal auf die steinigen Pfade. Das ist der Weg des Menschen, auch des weisen und abgeklärten, daß er immer von neuem versucht und belastet wird, und den Belastungen standhalten muß.

Aber daß man so etwas heute, in unserem technischen Jahrhundert, noch mit soviel Lebendigkeit und soviel Anteilnahme erleben kann, ist schon eine große Gnade. Als Kinder durften wir dann an einem solchen Tag auf den Glockenturm steigen und so viel läuten, als unsere Kräfte es erlaubten. Und, o Wunder! dieses Glockengetöse, das ohrenbetäubend war, klang doch nie disharmonisch.

Aber ein vorösterliches Erlebnis sitzt tief in meinem Herzen und taucht um diese Zeit wieder auf. Am Gründonnerstag gingen meine Mutter und wir alle zur Beichte. Und das war eine sehr ernste Angelegenheit. Man prüfte sich und durchleuchtete sich bis in die verschwiegensten Winkel seiner Seele und seiner Gesinnung.

Die Mutter ging zu jedem von uns, zu den Kindern, den Verwandten, den Gouvernanten und Lehrern, zum Gesinde und zu den in der Nähe wohnenden Bauern, sie kniete vor jedem nieder und bat ihn inständig, ihr zu verzeihen, wenn sie ihn willentlich oder unwillentlich beleidigt, gekränkt oder ihm Übles zugefügt habe. Nun muß man wissen, daß sie die sanfteste, gütigste und beherrschteste Frau war, die niemandem Böses zufügte. Die Menschen weinten denn auch bitterlich und verziehen ihr, wo nichts zu verzeihen war; sie waren gerührt und selbst weich geworden, und so war auch in ihnen der Boden für eine echte Beichte und Umkehr vorbereitet.

Ich weiß noch, daß mich bei diesen Gelegenheiten ein unaufhörliches Weinen befiel, das so viele kleine und große Sünden schon vor der Beichte wegwusch. Schließlich war man doch auch stolz, und es war ein schwerer Weg, Menschen um Verzeihung zu bitten; auch wollte man ja, ehrlich gestanden, manche Feindseligkeiten und Aggressionen gar nicht loswerden! Hätte die Mutter nicht den schweren Weg der Demütigung begonnen, wir alle hätten den Mut dazu nicht aufgebracht! Aber dann, wenn man sich nach der Beichte und der Kommunion wirklich wie ein neuer Mensch fühlte und zunächst auch glaubte, man würde diesen Zustand weiterhin durchhalten können – was war das für ein wonniges Gefühl!

Später wurde man von irgend jemandem geärgert und ärgerte ihn wieder, und alle guten Vorsätze waren dahin! Doch das Erlebnis blieb und das Wissen, daß man die Umkehr immer, wenn man nur wollte – wenn man nur *wollte* – vollziehen konnte!

Sie meinen, das sei Ihnen alles recht fremd und Sie könnten damit eigentlich nichts Rechtes anfangen. Sie glaubten gern, daß es ein wunderbares Erlebnis sein müsse, aber Sie hätten keinen Zugang zu ihm. – Ich glaube schon, daß es Ihnen fremd ist. Aber Sie haben es nicht nur noch nie erlebt, sondern Sie haben gar keine Vorstellung davon. Sie haben einfach nie darüber nachgedacht, daß der Mensch sich je erneuern könne.

Doch ich glaube, Sie begreifen, daß auch das ein Weg ist, und daß er jedem offen steht, der ihn zu gehen beabsichtigt. Dieser Weg ähnelt zunächst der Prozession nach Echternach, der Tanzprozession: einen Schritt vor, zwei Schritt zurück.

Aber das ist nur der Anfang, nachher werden die Schritte sicherer und fester; sie stolpern nicht mehr über jeden kleinen Stein und werden nicht bei jeder Anhöhe atemlos.

Martin Buber gibt uns durch die Worte des Rabbi Baalschemtow ein Beispiel: „Ein Schüler fragte den Baalschem: »Wie geht das zu, daß einer, der an Gott hangt und sich ihm nah weiß, zuweilen eine Unterbrechung und Entfernung erfährt?« Der Baalschem erklärte: »Wenn ein Vater seinen Sohn will gehen lehren, stellt er ihn erst vor sich hin und hält die beiden Hände ihm nahe, daß er nicht falle, und so geht der Knabe zwischen den Vaterhänden auf den Vater zu. Sowie er aber zum Vater herankommt, rückt der um ein weniges ab und hält die Hände weiter auseinander, und so fort, daß das Kind gehen lerne.«“

Sehen Sie, wenn wir in Gottes Hand stehen – die Guten und die Bösen, und noch mehr die, die zwischen beiden stehen –, so können wir aus dieser Hand nicht herausfallen, ob wir sogar wollen oder nicht; aber mal hält sie uns fester, mal läßt sie uns lockerer. Und glauben Sie nicht, daß es jemandem von uns vergönnt wäre, einen geraden Weg zu gehen. Manchmal sieht man einen beruhigten, gütigen Menschen, und alles, was er ist, sieht so einfach und so leicht aus. Was wissen wir aber wirklich von seinem Lebensweg, von den Abgründen, durch die er hindurch mußte, von den Anfechtungen, über die er Herr geworden ist?

So wird von einem großen Weisen und Heiligen, dem Rabbi Levi Jizchak von Berditschew, berichtet: An jedem Abend prüfte er die Werke dieses Tages und tat Buße um jeden Mangel, den er fand, und sprach: „Levi Jizchak wird es nicht mehr tun." Dann redete er zu sich: „Levi Jizchak, das hast du doch auch gestern gesagt!" Und wieder: „Gestern hat Levi Jizchak nicht die Wahrheit gesprochen; aber heute spricht er die Wahrheit."

Er pflegte zu sagen: „Wie eine Gebärende im übergewaltigen Schmerz sich verschwört, sie wolle nicht mehr bei ihrem Mann liegen, und vergißt ihren Schwur, so bekennen wir an jedem Versöhnungstag unsere Schuld und unsere Umkehr und fahren fort zu sündigen, und du fährst fort zu verzeihen!"

Sie meinen, wenn der Weg so beschwerlich sei, ob es denn lohne, ihn zu gehen, wenn man doch in die alten Gewohnheiten immer wieder zurückfalle. Ich glaube doch, daß es sich lohnt; denn jedes Erreichen eines neuen Zieles, einer größeren Güte, Freundlichkeit, Stille, Gewissenhaftigkeit führt uns Schritt für Schritt zum größeren Ich. Wir werden in uns selbst stabiler, gefestigter, freier von

Launen und Stimmungen, Verstimmungen und Reizbarkeiten. Und wir werden zu Freunden.

Wenn Sie sich einen Freund wünschen, wie soll er aussehen? Sie werden sich sicherlich keinen Psychopathen, keinen Lügner, keinen Phantasten, keinen Schwätzer, keinen Eitlen aussuchen. Sie werden eine gefestigte, ruhige, rücksichtsvolle, freundliche Persönlichkeit aussuchen, in deren Nähe Sie sich geborgen fühlen. Auf dem Wege dahin werden Sie selbst zum Freund, und als erstes Zeichen werden Sie erleben, daß Menschen anfangen werden zu Ihnen zu kommen, Sie um Rat und Hilfe zu bitten, und Sie werden erfahren, daß Ihre Hilfe ohne Anstrengung und Beschwerde aus der Tiefe Ihres Herzens kommen wird.

Und das ist das Zeichen: proportional Ihrer Güte und Weisheit steigert sich Ihre Liebesfähigkeit und Ihre Hilfsbereitschaft. Es macht sie nicht mehr müde, jemandem beizustehen, und Sie merken, daß die kleinen Verdrüsse, die Sie früher aus der Fassung brachten, sie ärgerten und krank machten, jetzt gar keine Wirkung mehr auf Sie haben. Ja, es geht Ihnen alles leichter und spielender von der Hand, Sie sind durchwegs froh und bereit, glücklich zu sein.

Und es geschieht noch mehr: unmerklich für Sie selbst und für die anderen werden Sie zum Beispiel, zum Lehrer; die Menschen werden es nicht mehr wagen, sich in Ihrer Gesellschaft schlecht zu benehmen, grob und ausfallend zu sein, sie werden kultivierter. So gehen von Ihnen heilsame Strahlungen aus; je mehr Sie selbst in sich fest werden, einen um so größeren Radius wird die von Ihnen ausgehende Wirkung haben. Vergleichen Sie den jetzigen Zustand mit der Möglichkeit, die ich Ihnen aufgezeichnet habe, und begreifen Sie, welch weiter Weg das ist und welcher Unterschied zwischen einem von seinen Gefühlchen, Trieben und Aggressionen hin- und hergezerrten

Menschen und einem gelassenen, strahlenden und schenkenden Menschen besteht! Und sollte es nicht für jeden von uns verlockend sein, eine solche Auferstehung unseres Geistes an unserer eigenen Person zu erleben?

Sie meinen, ich zeichnete doch mit zu leuchtenden Farben, man werde als Mensch immer wieder in Egoismus und Ängste zurückfallen. Sie sehen es jetzt von Ihrer Plattform aus, später würden Sie es anders sehen. Vieles Kleine und Schäbige fällt von Ihnen ab, wie die Borken von einem wachsenden Baum. Ich denke da an ein weises Wort von Rabbi Bunam. Er fragte seine Schüler: „Woran erkennen wir wohl, in diesem Zeitalter ohne Propheten, wann uns eine Sünde vergeben ist?" Die Schüler gaben mancherlei Antwort, aber keine gefiel dem Rabbi. – „Wir erkennen es", sagte er, „daran, daß wir die Sünde nicht mehr tun."

Und Goethe stellt uns als Aufgabe: „Ich glaube, daß wir einen Funken jenes ewigen Lichts in uns tragen, das im Grunde des Seins leuchten muß und welches unsere schwachen Sinne nur von ferne ahnen können. Diesen Funken in uns Flamme werden zu lassen und das Göttliche in uns zu verwirklichen, ist unsere höchste Pflicht."

Der orthodoxe Bischof Sergius von Prag sagt: „In dem Augenblick, da in uns diese Wandlung geschieht, kommen wir in Berührung mit der Ewigkeit. Das Ewige, das Himmlische tritt in unser Dasein, und wir selbst treten in die Ewigkeit hinein. Dem Menschen ist eine ungeheure Kraft gegeben worden, und das ist – mit Gottes Hilfe das sündhafte Leben zu verwandeln in ein neues, in ein »Himmelreich auf Erden«. Der Gedanke an die Auferstehung ist der Gedanke an den Sieg des Guten."

Lassen Sie sich von den Kräften der Auferstehung überwältigen, bekehren Sie sich zum neuen Menschen!

NACH HAUSE

Morgen geht es nach Hause. Ihr Zustand hat sich gebessert, wenn Sie auch noch nicht ganz gesund sind. Sie sind rekonvaleszent. Ein ulkiger Ausdruck! So kompliziert, aber doch wohlklingend, melodisch und vielversprechend.

Sie haben ein seltsames Gefühl. Die Schmerzen sind wohl weg, aber noch wissen Sie, wo die kranken Organe sich befinden. Und Sie sagen ganz richtig, Sie fühlten sich, als ob Sie teilweise aus Glas wären und Angst hätten, durch eine unvorsichtige Bewegung etwas zu zerbrechen. Wir sprechen in diesem Stadium auch von „Gebrechlichkeit".

Aber das wird nun bald wieder anders. Sie werden wieder vor Ihre alten Aufgaben gestellt; mögen sie Ihnen zu neuen werden! Sie werden wieder Ihrer Familie, Ihren Nachbarn, den Geschäftsleuten um die Straßenecke, Ihren Arbeitskameraden begegnen. Mancher Kampf wird wieder beginnen; manches Kriegsbeil wird durch die Pause, die durch Ihre Krankheit entstanden ist, vielleicht eingegraben bleiben und rosten – mag es rosten. Manche Ereignisse und Menschen werden Sie jetzt plötzlich mit anderen Augen ansehen. Hoffentlich nicht mehr ganz so hart – mehr verstehend, liebend und verzeihend. Sie werden weicher sein, nicht widerstandsloser, aber biegsamer, vielleicht auch innerlich ein wenig gefestigter und weiser.

Warum ich das meine, und warum ich plötzlich eine so gute Meinung von Ihnen habe? Nun, ich habe Sie schließlich wochenlang beobachtet, mich um Sie gesorgt, Ihren Kummer und Ihre Sorgen mitgetragen, mit manchen von Ihren Angehörigen und Freunden gesprochen, manche Telefone geführt, um im äußeren Lebensablauf einiges zu glätten.

Wir sind eine Wegstrecke zusammen gewandert. Sie waren durch die Krankheit, in einem Ihnen ungewohnten Zustande der Untätigkeit, gezwungen, in einem Ihnen völlig fremden Milieu zu leben und von fremden Menschen abhängig zu sein. Und Sie haben allmählich erfahren, daß manche dieser Fremden sich mit Ihnen, Ihrem Charakter und Ihrem Schicksal mehr beschäftigten als die lieben Anverwandten, und das gab Ihnen zu denken.

Sie haben erlebt, daß die Geschäftsfrau, bei der Sie immer einkauften, Ihnen, weil sie nicht selbst kommen konnte, Schokolade und Blumen schickte und daß mancher Nachbar, zu dem Sie nicht gerade die besten Beziehungen unterhielten, Sie besuchte und Ihnen von Herzen Besserung wünschte.

Die Welt hat sich in der Zeit Ihrer Krankheit nicht nur gedreht, sie hat sich für Sie auch verändert. Sie erlebten fremdes Leid, vor dem Ihr eigenes Ihnen klein erschien. Sie erlebten menschliche Vereinsamung, aber auch echte, zufällig zusammengefügte Schicksalsgemeinschaften. Sie schlossen mit Ihren Bettnachbarn eine echte Freundschaft, wie Sie sie bisher noch nicht gehabt hatten. Sie lernten, was es bedeutet, sich auf Menschen zu verlassen und ihnen zu vertrauen. Sie haben wirklich etwas von Treue und Beständigkeit, von Geduld und Hilfsbereitschaft erfahren.

Ja, Sie lernten etwas, was Sie bisher nicht kannten: Geduld, Arbeit an sich selbst, Selbstbeherrschung. Und noch etwas, was Ihnen vorher nie so bewußt war: daß Sie und wir alle in der Hand eines anderen, größeren stehen, und daß es richtig ist, nicht mit dem eigenen Willen durch verschlossene Türen zu brechen, sondern auf den Anruf, die Anforderung zu warten, und daß dann, ganz unerwartet und von ganz anderer Seite, Lösungen auf einen zukommen, die alles wieder ins Lot bringen.

Friedrich Schiller hat es an sich selbst erfahren und es für uns in Worte gekleidet:

> Und ein Gott ist, ein heiliger Wille lebt,
> wie auch der menschliche wanke;
> hoch über der Zeit und dem Raume webt
> lebendig der höchste Gedanke;
> und ob alles in ewigem Wechsel kreist,
> es beharret im Wechsel ein ruhiger Geist.

Und Rainer Maria Rilke sagt dasselbe über die Geduld: „Ich lerne es täglich, lerne es unter Schmerzen, denen ich dankbar bin. Geduld ist alles."

Ich brauche mich doch wohl jetzt nicht mehr zu entschuldigen, daß ich nicht selten strenge, sogar harte Worte gegen Sie gebraucht habe. Sie sind einer von sehr vielen, die von uns Hilfe fordern und erwarten. Und wir sind für diese Hilfe da. Aber jeder einzelne erlebt sich als zentrale Figur im Spiel, und manche benehmen sich auch danach.

Im Konzert des Lebens sind wir alle keine zentralen Figuren, wir befinden uns alle am Rande; in der Mitte ist nur einer, das ist Gott. Sogar der Dirigent ist ein Nichts, wenn das Orchester nicht mitmacht oder wenn der letzte und hinterste Pauker versagt. Und so war es nicht selten erforderlich, Sie aus der Mitte, die Sie einnahmen, zu verdrängen. Es gab Tränen, Verzweiflung, Beschimpfung, Beschwerden.

Aber je mehr Sie vom Krankenzimmer aus unsere Arbeit, nicht nur an Ihnen, auch an den anderen beobachteten, lernten Sie den komplizierten Mechanismus der aufopferungsvollen Menschenhilfe begreifen, und je mehr Sie ihn begriffen, um so mehr begannen Sie unbewußt an dem Genesungsprozeß mitzuarbeiten.

Da wußten wir, daß Sie über die Krise hinweg waren. Nicht nur über die Krise eines Entzündungsvorgangs eines oder mehrerer Organe, sondern über die Krise des eigenen Schicksals. Albertus Magnus sagt darüber: „Was dir widerfuhr, es mag verwehn. Was du daraus geformt, das soll bestehn!"

Und das ist es: in der Begegnung mit dem eigenen Zusammenbruch brach so vieles Morsche und mühsam Aufrechterhaltene in Ihnen zusammen. Sie stiegen endlich von den Stelzen herab, auf denen Sie im Leben gingen, und fingen langsam und gebrechlich an, auf eigenen schwachen Füßen zu stehen. Bleiben Sie jetzt auf dem Fußboden. Versteigen Sie sich nicht mehr, bleiben Sie so echt und so schlicht, wie Sie es durch die Krankheit geworden sind; denn Ihr Blick ist jetzt weich, Ihre Gesichtszüge sind entspannt, und Sie können wieder kindlich lächeln.

Sie haben erfahren, daß der Mensch nicht aus sich allein zu leben vermag, daß er nur durch die Liebe, durch die Zuneigung, durch die Achtung und durch die Hilfe anderer lebt. Das war immer so, aber Sie waren so auf sich selbst ausgerichtet, so selbstherrlich und von Ihren Fähigkeiten überzeugt, daß Sie es gar nicht wahrnahmen. Nun haben Sie es erlebt, und es hat Sie verändert, es hat Ihnen eine neue Richtung gegeben! Und nun werden Sie jetzt, am Ende Ihrer Krankenzeit, vielleicht diesen alten Spruch, ich weiß nicht vom wem, begreifen, der über die vornehmste Aufgabe des Menschen handelt, über das Leuchten!

Ein Licht, das leuchten will, muß sich verzehren.
Trost, Licht und Wärme spendend, stirbt es still.
Ein Licht, das leuchten will, kann nichts begehren
als dort zu stehn, wo es der Herrgott will.
Ein Licht, das leuchten will, dem muß genügen,
daß man das Licht nicht achtet, nur den Schein,
Ein Licht, das leuchten will, muß sich drein fügen
für andre Kraft und für sich nichts zu sein!

Ob Sie es schaffen, diese schönste und wunderbarste Aufgabe des Menschen – ein leuchtendes Licht zu werden?! Wir geben Ihnen unsere Segenswünsche mit auf den Weg. Und wenn Sie wieder im Strudel des Lebens stehen, lassen Sie sich nicht gleich unterkriegen, schwimmen Sie in der Mitte, in der eigenen Mitte! Lassen Sie sich nicht von jedem Ärger, von jeder gekränkten Eitelkeit überwältigen, und nehmen Sie die Dinge nicht so tragisch! Nicht jeder Mensch, der eine Bemerkung fallen läßt, meint Sie damit. So wichtig sind wir gar nicht; wir nehmen uns nur so ungeheuer wichtig.

Je weniger schwer wir in unseren Augen wiegen, um so leichter wird es uns, uns den anderen zuzuwenden – zu helfen, zu ermuntern, zu beraten, einzuspringen. Und um so leichter ertragen wir das Leben. Schließlich, wenn es so aussieht, daß wir vor lauter Aufgaben und Anforderungen andern zu helfen zusammenbrechen, wird uns die Hilfe am ehesten zuteil. Sie ist immer um uns, aber wir können sie nur mit dem geistigen Auge sehen.

Dann bringt uns der Duft einer Blüte und der Anblick eines kleinen Vogels schon Trost und Linderung. Je reifer, je weiser, je gelöster wir sind, um so unbeschwerter und glücklicher werden wir. Das Glück zieht in unsere Wohnung ein, zu unseren Nachbarn, vielleicht sogar in unsere Straße, und unsere Kinder und Anverwandten, unsere Nachbarn, Arbeitskameraden und Freunde erhalten alle einen Anteil davon. Das Glück ist wie ein Magnet: Sie können so viele Eisenstücke darauf legen, als Sie wollen, er wird nicht schwächer; aber die Eisenstücke werden selbst magnetisiert und strahlen diese anziehende, geheimnisvolle Kraft weiter, ohne daß sie darum ärmer würden.

Ich gebe Ihnen ein Wort eines östlichen Weisen, Mirdad, auf den Weg, halten Sie sich den Spruch manchmal vor das geistige Auge.

„Dies ist der Weg zur Befreiung von Sorge und Schmerz: Denke so, als ob jeder deiner Gedanken in flammenden Buchstaben an den Himmel geschrieben wäre, daß jedermann es lesen könnte. Sprich so, als ob die ganze Welt nur ein einziges Ohr hätte, das begierig wäre, nur auf dich zu hören. Handle so, als ab die Folgen aller Taten auf dich zurückfielen. Liebe so, als ob Gott selbst dich brauchte. Und wahrlich, so sei es!"

WLADIMIR LINDENBERG

Die Menschheit betet

Praktiken der Meditation in der Welt

232 Seiten mit 10 Kunstdrucktafeln
Leinen DM 12.—

»Lindenbergs Buch will dem modernen Menschen einen Spiegel vor sein verarmtes Inneres halten und ihm zugleich an Hand zahlreicher erhabener Beispiele die mythischen Quellen der Meditation, der Versenkung und des Gebetes klar vor Augen führen. Der Verfasser schildert, frei von dogmatischen Fesseln und Vorurteilen und aufgeschlossen für alle irrationalen Werte, in leicht verständlicher Form zunächst die geistig-seelische Situation des säkularisierten Menschen der Gegenwart, beschreibt dann mit bewundernswerter Einfühlungsgabe Sinn und Wesen des Gebetes und der Meditation und bietet schließlich in seinem Hauptteil eine anschauliche Einführung in die bedeutendsten religiösen Lehren und Praktiken aller Zeiten und Zonen. Man weiß nicht, was man höher qualifizieren soll, Lindenbergs souveräne Kenntnis oder seine Fähigkeit, dem Leser diese geheimnisvollen geistigen Welten, diese Wege zur Verinnerlichung, zur Konzentration und zur Gottverbundenheit zu erschließen.« *Neues Winterthurer Tagblatt*

»Das Bedeutsame an diesem Buch ist dies: es wirbt nicht hierfür oder dafür, sondern zeigt, in welcher Weise die verschiedenen Völker den Weg nach innen gehen und wie sie alle ‚die Mitte' suchen, in der der Friede wohnt. – Das Buch enthält eine Unmenge Wissen und vieles dürfte für viele Leser ganz und gar neu sein ... Alles in allem: ein solches Buch wünschen wir uns.«

Die weiße Fahne

ERNST REINHARDT VERLAG
MÜNCHEN/BASEL